HEYNE <

Dr. phil. Elisabeth Veit arbeitet freiberuflich als Redakteurin und Autorin in München. Ihre Themenschwerpunkte sind Naturmedizin, alternative Heilverfahren und Ernährung. Sie studierte die ayurvedische Medizin, lernte Therapien sowie die Herstellung von Medikamenten aus Pflanzen und Mineralien kennen. Die Autorin ist Schülerin von Prof. Dr. S. N. Gupta aus Gujarat, David Frawley und Dr. Robert Svoboda aus Amerika.

Alle Angaben in diesem Buch beruhen auf dem neuesten Stand von Wissenschaft und Forschung. Grundsätzlich sollten jedoch alle Befindlichkeitsstörungen mit einem Arzt besprochen werden. Insbesondere muss geklärt werden, dass die Beschwerden nicht Symptome von Krankheiten sind, die dringender ärztlicher Hilfe bedürfen. Für den Erfolg bzw. die Richtigkeit der Anwendungen in jedem Einzelfall können Autorin und Verlag keinerlei Gewähr übernehmen.

Elisabeth Veit

Idealgewicht mit AYURVEDA

- Entschlacken
- Abnehmen
- Gewicht halten

WILHELM HEYNE VERLAG
MÜNCHEN

FSC
Mix
Produktgruppe aus vorbildlich
bewirtschafteten Wäldern und
anderen kontrollierten Herkünften

Zert.-Nr. SGS-COC-1940
www.fsc.org
© 1996 Forest Stewardship Council

Verlagsgruppe Random House FSC-DEU-0100
Das für dieses Buch verwendete
FSC-zertifizierte Papier *München Super*
liefert Mochenwangen.

Aktualisierte Ausgabe 04/2007

www.heyne.de
Printed in Germany 2007
Umschlaggestaltung: Eisele Grafik-Design, München
Umschlagillustration: David Loftus Limited / StockFood
Satz: C. Schaber Datentechnik, Wels
Druck und Bindung: GGP Media GmbH, Pößneck

ISBN 978-3-453-66024-3

Inhalt

Vorwort

Das Idealgewicht ist das ideale Gewicht für den individuellen Typ – kein Modediktat oder Schönheitsideal einer Epoche. Der Weg zu diesem Gewicht ist die Diät und anschließende Ernährung nach Ayurveda, einer indischen, über 2000 Jahre alten Naturheilkunde und Ernährungslehre.

Doch warum ausgerechnet in Europa mit Ayurveda abnehmen? Ayurveda basiert auf dem Leitsatz: Lebenskraft, eine typgerechte Figur und Zufriedenheit hängen vom Lebensstil und von der Ernährung ab.

Das Vier-Wochen-Programm zum Abnehmen habe ich anhand der traditionellen Ayurveda-Schriften der indischen Ärzte Charaka, Sushruta und Vagbhata entwickelt. Sie fassten bereits vor unserer Zeitrechnung das medizinische Wissen der vedischen Epoche zusammen. Diese drei Ayurveda-Spezialisten eint der Gedanke, dass Gesundheit auf dem für jeden individuell zuträglichen Lebensstil und der typgerechten Ernährung beruht. Was den einen stärkt, kann den anderen schwächen. Was im Sommer guttut, kann im Winter schaden. Wir müssen mit unserer Natur leben. Gerade Charaka, der Internist unter den frühen Ayurveda-Ärzten, betont die Notwendigkeit der gesunden Kost. Die tägliche Mahlzeit ist die Basis der Gesundheit. Und das typgerechte Gewicht hilft Krankheiten zu vermeiden.

Übergewicht ist die Ursache zahlloser innerer Erkrankungen. Jüngste Untersuchungen beweisen, was auf der Straße ins

Auge sticht: Jeder zweite Deutsche ist zu dick: 28,9 Prozent der Frauen und 44,1 Prozent der Männer sind hierzulande übergewichtig; 12,3 Prozent der Frauen und 13,6 Prozent der Männer sind fettsüchtig (Robert-Koch-Institut). In Nordamerika ist schon jeder Dritte fettsüchtig. Die Weltgesundheitsorganisation WHO konstatiert: Übergewicht betrifft heute alle Altersklassen und alle sozialen Schichten. Deshalb erklärte die WHO Übergewicht zur »Seuche des 21. Jahrhunderts«.

Doch diese Seuche ist hausgemacht. Jeder kann sich schützen. Die Ayurveda-Diät zeigt Ihnen den Weg aus der dick machenden Kost hin zu einer gesunden Küche, einer attraktiven Figur und mehr Zufriedenheit im Leben. Trainieren Sie mithilfe dieses Buches ein neues Essverhalten. Sie werden abnehmen und danach Ihr gesundes Gewicht halten.

Wer in Harmonie mit den persönlichen Bedürfnissen und der Natur lebt, bleibt gesund. Der richtige Lebensstil und die richtige Ernährung beugen Krankheiten vor. So gestärkt finden Viren und Bazillen weniger Angriffsfläche. Krankheitsanfälligkeit existiert nicht mehr. Sie sind stark und fühlen sich gut.

Ayurveda setzt ganz auf Prävention. Körperliche oder psychische Überforderungen sollen sofort ausgeglichen werden; die innere Balance ist immer wieder aufzubauen. So bleiben die natürlichen Kräfte im Körper austariert. Beschwerden werden im Anfangsstadium beseitigt.

Übergewicht wird langsam, aber konsequent abgebaut, bis das typgerechte Idealgewicht erreicht ist. Danach erhalten eine ausgewogene Kost und ein aktiver Lebensstil das gesunde Gewicht.

Die ayurvedische Diät ist vielseitig: Gemüse, Hülsenfrüchte, Obst, Trockenfrüchte, Milchprodukte, Getreide, Fleisch und Fisch sind erlaubt. Blattgemüse dürfen Sie so viel essen, wie Sie möchten. Die Lebensmittel werden nach ihrem Geschmack ausgewählt. Zum Abnehmen eignet sich alles Scharfe, Herbe und Bittere. Süßes, Saures und Salziges ist eingeschränkt, doch in kleinen Mengen enthalten. Diese Ausgewogenheit verhindert Heißhungerattacken.

- Fett enthält jedes Gericht maximal einen Teelöffel. Das genügt, um fettlösliche Vitamine aufzunehmen.
- Geschmack garantieren die reichlich verwendeten Gewürze und Kräuter. Alles Scharfe ist ideal zum Abnehmen.
- Salz benötigen Sie täglich nur ein halbes Gramm für den Wasserhaushalt. Alle anderen Gewürze sind in großen Mengen erlaubt.
- Zucker brauchen Sie nicht. Der Blutzuckerspiegel wird durch die Glukose aus Kohlenhydraten gespeist.
- Die Verdauung stärken Gewürzsamen, Ingwerwasser, Gewürzaperitifs und Gemüse als Ballaststoff. Feste Essenszeiten unterstützen Magen und Darm.
- Honig plus Zitronensaft hilft Fett abzubauen. Deshalb beginnt jeder Diättag mit Honig-Zitronen-Wasser.

Die Rezepte enthalten Mengenangaben, doch bei großem Hunger essen Sie mehr Gemüse, Salat, Obst. Es ist beim Abnehmen unwesentlich, ob Sie eine oder zwei Portionen Blattspinat essen. 250 Gramm gekochter Spinat enthalten 37 Kalorien, 500 Gramm 74. Wichtig ist die Fettmenge.

Vorteile der Ayurveda-Diät

- Kein lästiges Zählen der Kalorien.
- Kein Abwiegen kleinster Portionen.
- Obst, Salat und Gemüse satt.
- Mageres Fleisch und Fisch.
- Kurze Zubereitungs- und Kochzeiten.
- Mittagessen für Berufstätige.
- Vorschläge für Restaurants und Kantinen.

In vier Wochen lernen Sie, Ihre Ernährung umzustellen. Ayurveda trainiert eine neue Einstellung zum Essen und Leben. Das Abnehmen ist der erste Schritt zu einer typorientierten Kost, die die schlanke Figur erhält. Nur die dauerhafte Verhaltensänderung hat Aussicht auf Erfolg und verhindert den Jo-Jo-Effekt – das Fettbunkern nach einer Diät. Keine Angst vor Kasteiung: Die Ayurveda-Diät bedeutet Genuss. Das Kochen macht Spaß, das Essen schmeckt lecker. Beginnen Sie sofort! Der beste Zeitpunkt für die Ernährungsumstellung ist heute.

Die Ayurveda-Diät hilft übergewichtigen Frauen und Männern, Jugendlichen wie Senioren, wenn sie gesund sind. Vorsicht: Krankheitsbedingtes Übergewicht, Fettsucht, Essstörungen gehören in ärztliche Betreuung. Lassen Sie Ihre Gesundheit im Zweifelsfall von einem Internisten checken. Adressen ayurvedischer Ernährungsberater und Ärzte erhalten Sie über den Verband Europäischer Ayurveda-Therapeuten.

Viel Freude und Erfolg beim Abspecken nach Ayurveda!

Ernährung nach Ayurveda

Ayurveda ist ein Teil der berühmten Veden, der Schriften über Religion, Riten und Zauberformeln, Heilkunst und Heilkräuter, Lebensweise und Verhaltensregeln - verfasst vor rund 3000 Jahren in Nordindien. Gesundheit definiert Ayurveda als einen körperlich, psychisch und geistig optimalen Zustand. Nicht allein das Fehlen von Übergewicht, Krankheit oder Schmerz macht den Gesunden aus, Ausgeglichenheit, Wohlbefinden und Zufriedenheit gehören ebenso zum gesunden Dasein.

Die ayurvedische Ernährungslehre ist ein Garant für diesen Zustand. Sie enthält Empfehlungen für die täglichen Mahlzeiten und propagiert eine typgerechte Ernährung. Nur wer sich nach individuellen Bedürfnissen ernährt, erhält sein Normalgewicht. Beginnt eine physische oder psychische Belastung, müssen Ernährung und Lebensstil angepasst werden. Flexibles Reagieren und Ausgleichen verhindern das erste Speckröllchen nach der Festtafel und ersetzen langfristig Arzt und Medikamente. Jedes Pfund zu viel bedeutet Anfälligkeit für Krankheiten und körperliche Beschwerden. Parallel entsteht Unzufriedenheit. Mit Doppelkinn, Bauch und Hüftringen sinkt die Belastbarkeit - körperlich, psychisch und nicht selten auch geistig. Zwar gelten Dicke gern als gemütlich, doch tatsächlich sind viele nur bequem und träge. Fett macht müde, schon eine schwere Mahlzeit raubt Energie.

Die ayurvedische Ernährung schenkt mit den schwindenden Pfunden Kraft und neue Energie. Entschlackung, Fettabbau und Muskelaufbau ergänzen sich, formen eine neue Figur und wecken Selbstbewusstsein. Ist das Idealgewicht hergestellt, muss es dauerhaft erhalten werden. Dabei ist zu akzeptieren, dass nicht alle Menschen gleich schlank sein können. Niemand sollte gegen seine Anlagen hungern. Eine kräftige Statur wird durch Fasten kantig oder hager, aber nie zierlich. Rundlich veranlagte Frauen erfreuen sich besser an ihren weiblichen Kurven und bekämpfen nur den Speck.

Die drei Säulen der Ayurveda-Ernährung

1. Die Verdauung kräftigen: Gewöhnlich lähmt eine Diät die Verdauung. Magen und Darm erhalten weniger Material und arbeiten langsamer. Die Produktion von Magensäure wie Gallensaft nimmt ab. Parallel dazu sinkt der Energiegrundumsatz, denn in Notzeiten arbeitet der Körper auf Sparflamme. Doch ohne optimale Verdauung und erhöhten Energieumsatz ist Fettabbau unmöglich und ohne einen aktiven Darm wird später das Gewicht nicht gehalten. Diesen Gefahren steuert die Ayurveda-Ernährung mit Gewürzen entgegen: Gewürzaperitifs, Verdauungssäfte aktivierende Gemüse, verdauungsfördernde Kräuter und Gewürzsamen, Gewürztees und Gewürzmischungen zum Knabbern statt Digestifs. Ayurveda empfiehlt ein Entschlackungswochenende als Auftakt.

2. Den Stoffwechsel optimieren: Beim Abnehmen ist die schwierigste Hürde überwunden, wenn der Stoffwechsel angeregt ist. Wer den Körper überlistet, mehr umzusetzen als er täglich bekommt, hat den Erfolg versprechenden Weg eingeschlagen. Deshalb sind die Mahlzeiten sättigend, aber fettarm. Feste Essenszeiten garantieren Magen und Darm ausreichend Zeit

zur Verarbeitung. Im Verdauungstrakt entstehen keine Reste. Das Aktivprogramm enthält ein Körpertraining, das die Darmbewegung, die Peristaltik, unterstützt, den Energieumsatz steigert und die Muskeln kräftigt. So funktioniert Fettabbau effektiv und gesund.

3. Die Schlacken abbauen: Übergewicht bedeutet fast ausnahmslos Verschlackung des Gewebes durch Stoffwechselreste. Die Entschlackung entgiftet. Schlackenabbau ist jedoch nur bei reduzierter Kost möglich. Erst wenn der Körper weniger Nahrung erhält, als er für den täglichen Energiebedarf benötigt, greift er auf seine Depots zurück: Fettzellen, Fettsäuren und Cholesterinüberschuss in der Blutbahn, Schlacken in Leber und Gewebe. Sind sie abgebaut, ist auch die Gefahr einer Übersäuerung gebannt. Diese immer häufiger auftretende Belastung resultiert aus Falschernährung, aus reichlichem Fleisch-, Wurst- und Käsekonsum, zu viel Zucker sowie Alkohol. Entsäuerung ist eine Vorbeugung gegen Gicht, Rheuma und Krebserkrankungen, die im sauren Milieu entstehen. Sie sehen: Die Ayurveda-Ernährung macht nicht nur schlank, sondern auch gesund.

Lebensgenuss und Freude am Essen

Der Wunsch nach einer ästhetisch ansprechenden, einer schlanken Figur ist verständlich, doch sollte dieses Ziel nicht über den Lebensgenuss gestellt werden. Eine wohlproportionierte Figur muss anders zu erzielen sein als mit Selbstkasteiung und Radikalkuren – auch wenn Prominente diesen Weg vorleben. Schauspieler und Models wirken vital, doch nicht selten verbergen sich psychische Abgründe, Tabletten- oder Drogensucht hinter dem schlanken Bild. Der Preis für die Figur darf nicht Unwohlsein, darf keinesfalls Krankheit heißen.

Freude am Essen und der Geschmackssinn müssen nicht verloren gehen. Wer gar nichts isst, Saftfasten erträgt oder sich einseitig von wenigen gleichen Lebensmitteln ernährt - Eier-, Ananas-, Kartoffeldiät -, lässt den Geschmackssinn verkümmern und beraubt sich einer sinnlichen Erfahrung. Die ayurvedischen Rezepte sind in ihrer Zusammenstellung absichtlich außergewöhnlich: Obst mit scharfen Gewürzen, Gemüse mit Früchten, Kräuter und Gewürze pur zum Knabbern. Neue Kombinationen machen Lust auf das Abnehmen.

Fünf Elemente stecken im Essen

Ayurvedische Ernährungsberater bewerten Lebensmittel nach ihrer energetischen Qualität und nach ihrem Geschmack. Sie gehen davon aus, dass in allen Früchten und tierischen Produkten die Energie der fünf Elemente steckt, die die Welt aufbauen. Diese fünf Elemente sind der Äther beziehungsweise das Universum, in dem alles lebt, die Luft mit Sauerstoff, das wärmende Feuer, Leben spendendes Wasser und schließlich die Erde, auf der alles wächst. Ohne diese Elemente entsteht nichts. Ihre Energie wirkt in Samen, Pflanzen, Früchten und Lebewesen.

Je nachdem, wo eine Frucht gewachsen ist, wo ein Tier gelebt und wovon es sich ernährt hat, enthält die Nahrung Energie und Kraft von Erde, Wasser, Luft oder Feuer.

- Das Luftelement sitzt in Gemüsesorten, die in Luft und Wind wachsen: Blattgemüse, Kopfsalat, Mangold, Spinat, alle Kräuter. Als energetisch wirksame Kraft fördert das Luftelement eine Gewichtsreduktion. Es gilt als so genanntes leichtes Element.

- Das Feuerelement steckt in feurigen Nahrungsmitteln, die in praller Sonne reifen: Chili, Paprika, Peperoni und die meisten Gewürze – Cayennepfeffer, frische Ingwerwurzel, Knoblauch, Paprikapulver, Pfeffer und Piment. Die Energie des Feuers spaltet die Nahrung auf und wandelt sie um, aktiviert Verdauung und Stoffwechsel. Wer scharf würzt, verbrennt die Nahrung schneller und nimmt ab.
- Das Erdelement prägt alle unter dem Acker wachsenden Gemüsesorten: Knollen und Wurzeln, Karotten, Kartoffeln, Rüben, Sellerie, Yams und Zwiebeln. Sie speichern Zucker oder Stärke und geben neben ihren Nährwerten auch ihre Speicherenergie an den Körper weiter. Sie fördern die Gewichtszunahme – selbst wenn manche dieser Lebensmittel wenige Kalorien enthalten. Reduzieren Sie beim Abnehmen diese Gemüse.
- Das Wasserelement ist in allen saftigen Früchten wie Melonen, Pflaumen, Pfirsichen, Weintrauben und Auberginen, Gurken, Spargel, Tomaten und Zucchini enthalten. Ihre Energie baut auf und fördert eine Gewichtszunahme, auch wenn die Lebensmittel als kalorienarm bekannt sind. Das mag zunächst verwundern, doch die Erfahrung mit ayurvedischer Ernährung bestätigt die Thesen. Sie nehmen mit Äpfeln, Beeren, Mangold und Blattsalaten leichter ab als mit Auberginen und Wassermelonen. Wasser behindert die Aufspaltung der Nahrung, was wasserhaltige Früchte ebenso verursachen wie allzu reichliches Trinken während dem Essen. Ist der Nahrungsbrei zu flüssig, stellt der Körper nicht mehr ausreichend Magensäure zur Verfügung. Verschlackung und Fettansammlung sind die Folgen. Das Wasser macht indirekt dick. Ein Beispiel: Spargel gilt als kalorienarm und entwässernd. Bei einer gestörten Verdauung werden Butter und Schinken als Bei-

lagen nicht mehr in Energie umgewandelt, sondern als Fett gebunkert. Dann hat der Spargel dick gemacht.

Speisen spenden Energie

Eine gezielte Beeinflussung des Energiehaushalts durch die Speisen ist möglich. Mit der Nahrung verändert sich der energetische Anteil der Elemente im Körper – und damit ändert sich auch die Konstitution. Dicke besitzen einen höheren Energieanteil des Erd- und Wasserelements als Dünne, denn ihr Körper enthält mehr Masse. Wer also abnehmen möchte, muss energetisch Luft- und Feuerelement stärken. Dafür sollten Sie leichte Speisen essen und scharf würzen.

Jeder ist, was er isst. Eine leichte Mahlzeit belastet nicht, ist rasch verdaut und hilft abnehmen. Schwere, fette Speisen liegen schwer im Magen, sind problematisch aufzuspalten und fördern eine Gewichtszunahme. Die Ernährung von heute verursacht die Figur von morgen.

Sechs Geschmacksrichtungen

Als Charaka, einer der Väter der ayurvedischen Naturmedizin und erster bekannter Internist, vor rund 2200 Jahren über gesunde Ernährung schrieb, benutzte er keine Begriffe wie Vitamine, Mineralien und Spurenelemente. Sie waren noch längst nicht entdeckt. Aber er ermittelte den Gesundheitswert der Nahrung anhand ihres energetischen Gehalts und ihres Geschmacks. Der Energieanteil der fünf Elemente gibt an, ob ein Lebensmittel aufbauend oder abbauend wirkt, ob es also zum Abnehmen geeignet ist. Der Geschmack differenziert diese Einteilung stärker. Er gibt Auskunft über die Wirkung der Speisen im Körper.

Ayurveda nennt sechs Geschmacksrichtungen. Die folgenden drei sollten Sie als Hauptbestandteile Ihrer Mahlzeiten wählen: scharf, bitter und herb. Sie enthalten Luftenergie und regen den Wasser- sowie Fettabbau an. Scharfes aktiviert die Verdauung. Bittere und herbe Lebensmittel reduzieren den Speichelfluss und stoppen so den Hunger. Die drei weiteren Geschmacksrichtungen süß, sauer und salzig kommen beim Abnehmen nur in kleinsten Dosen vor. Saures und Salziges steigern den Appetit, das wirkt ungünstig. Salz bindet zudem Wasser im Körper, auch das soll beim Abnehmen verhindert werden. Süßes macht rasch dick, es überträgt die nährende Erdenergie.

Geschmack wahrnehmen

Auf der Zunge und im Gaumenraum befinden sich rund 10 000 Geschmackspapillen, kleinste Erhebungen der Zungenoberfläche und Schleimhaut, die süßes Obst, herben Spinat oder salzige Kartoffeln registrieren. Über die Nerven gelangt die Information blitzschnell zum Gehirn und der Esser erkennt so, dass die Suppe versalzen, das Gemüse scharf gewürzt oder das Dessert extrem süß ist.

Viele Lebensmittel und Gewürze enthalten mehr als einen Geschmack. So sind alle Früchte süß und sauer zugleich, da sie Fruchtsäure und Fruchtzucker enthalten. Dennoch gelten Zitrusfrüchte als vorwiegend sauer, Aprikosen als süß. Bei Äpfeln und Brombeeren kommt noch eine herbe Geschmacksnote hinzu. Stärkehaltige Gemüse sind immer süß; Kartoffel und Knollensellerie schmecken zugleich herb.

Sensible Zungen trainieren die Fähigkeit ihrer Papillen. Wer häufig breiige Speisen isst, nicht gründlich kaut oder schnell schluckt, lässt seinen Geschmackssinn verkümmern. Andere kauen, sind jedoch abgelenkt, nehmen das Essen nicht wahr. Auch ihr Geschmackssinn verkümmert. Probieren Sie aus, ob Sie die zarte Süße eines Süßwasserfisches, zum Beispiel einer Forelle, schmecken. Das Salz im Brot wird von manchem erst wahrgenommen, wenn Fastfood die Geschmacksnerven nicht mehr betäubt. Bitterstoffe sind zwar aus Gemüse wie Spargel, Auberginen, Chicorée fortgezüchtet, doch noch immer enthalten diese Sorten eine bittere Note, wenn Saucen sie nicht übertönen. Aprikosen stillen die Lust auf Süßes. Der Fruchtzucker befriedigt die Geschmacksnerven besser als raffinierter Zucker. Geschmack existiert am reinsten in naturbelassenen Lebensmitteln. Schonend gedünstet, im Dampf gegart, erhalten Sie nicht nur die Vitamine, sondern auch Fruchtzucker und -säure, Bitter- und Gerbstoffe sowie die natürlichen Salze.

Scharfes baut Fett ab

Der scharfe Geschmack erwärmt den Körper, das weiß jeder, der Gerichte mit Chilischoten probiert hat. Oft setzt unmittelbar nach dem Genuss ein Schweißausbruch ein. Die Ursache ist, dass die Gewürze den natürlichen Stoff Capsaicin enthalten, der die Gefäße erweitert und den Herzschlag erhöht. Die Durchblutung wird intensiviert. Der Körper erhitzt sich, wodurch der Energiegrundumsatz erhöht wird. Deshalb hilft Scharfes beim Fettabbau.

Gefäßerweiterung heißt die schulmedizinische Erklärung dafür, dass die Schärfe bei Verschlackung, Gefäßverengung und Venenbeschwerden hilft. Ayurvedische Ärzte erklären diesen Effekt energetisch mit dem hohen Feueranteil in allem Scharfen. Die feurige Energie löst Ablagerungen von den Zellwänden, Experten sprechen von einem »abkratzenden Effekt«.

Scharfe Gerichte brennen zwar auf der Zunge, befreien den Mundraum jedoch von Bakterien und verscheuchen auch im Magen-Darm-Trakt Krankheitserreger. Dadurch entgiften und reinigen sie die Verdauungsorgane. Nicht umsonst wird in hygienisch problematischen Ländern wie Indien – aber auch in Afrika und Südamerika – scharf gegessen. Darüber hinaus fördert ein wenig Schärfe die Verdauung – zum Beispiel Pfeffer an schweren Speisen wie Käse oder Fleisch. Der scharfe Kümmel an bayerischem Schweinsbraten oder fetten Kohlgerichten hat auch ayurvedisch seine Berechtigung. Zu viel Schärfe verstärkt die Verdauung wiederum so sehr, dass sie zu Durchfall führen kann.

Chili, frische Ingwerwurzel, Knoblauch, ein Großteil der Küchengewürze und Kräuter, Meerrettich, rote Paprikaschoten, Peperoni, Petersilienwurzel, rohe Zwiebeln und Frühlingszwiebeln schmecken scharf. Gekochte Zwiebeln dagegen hinterlassen einen süßlichen Geschmack auf der Zunge. Rettich und Radieschen, alle Sprossen, aber auch harter Käse werden als scharfe Lebensmittel eingestuft. Scharfe Tees brühen Sie am besten mit Baldrian, Eukalyptus, Kamille oder Pfefferminze auf, die Heilkraft letzterer ist weit über die Grenzen indischer Heilkunst hinaus bekannt.

Eine Besonderheit stellt der Honig dar. Er gilt bei ayurvedischen Ernährungsspezialisten als süß und scharf, obwohl er zu 70 bis 80 Prozent aus Zucker besteht. Der Grund dafür ist seine Wirkung im Körper. Honig fördert wie alles Scharfe die Verdauung und aktiviert in kleinen Mengen den Fettabbau. Deshalb beginnt das Abnehmen morgens mit einem Glas Honigwasser. Der Sanskrit-Begriff »Rasa« für Geschmack umfasst seine energetische Zusammensetzung aus jeweils zwei Elementen ebenso wie seine Wirkung. Diese steht in direktem

Zusammenhang mit den Elementen, wonach der scharfe Geschmack die Energie von Feuer und Luft überträgt. Er kurbelt den Stoffwechsel an, hilft Fett verbrennen und reduziert so das Gewicht.

Bitteres entschlackt

Bitterer Geschmack verringert den Speichelfluss und löst im Mund ein Gefühl der Trockenheit aus; das stoppt den Appetit. Bitteres neutralisiert also die Geschmacksempfindungen nach einem Essen und reguliert die Gier nach Nahrung bei Ess-Störungen. Bitterstoffe vertreiben auch die Lust auf Süßes, zum Beispiel kann ein Jasmin-Tee am Nachmittag den Wunsch nach einem Stück Kuchen nehmen.

Energetisch stärken alle bitteren und herben Speisen das Luftelement im Körper, das ein Gefühl der Leichtigkeit erzeugt. Beide Geschmacksrichtungen aktivieren, sie verjagen Trägheit, Müdigkeit und auch das Völlegefühl nach dem Essen. Deshalb sollten Sie eine Mahlzeit statt mit einem schweren Dessert mit Gewürzsamen oder Kräutern, die Sie genüsslich knabbern können, abschließen.

Bitterstoffe reinigen den Körper von Schlacken und fördern die Verdauung wie alles Scharfe. Sie gelten sogar als blutreinigend. Die Bitterstoffe der Artischocke zum Beispiel stimulieren die Produktion der Magensäure, den Gallenfluss und die Entgiftung in der Leber. Außerdem aktivieren sie die Fettverdauung – in diesem Punkt sind Ayurveda und Schulmedizin sich einig.

Artischocken, Auberginen, Blattgemüse, Brennnesselblätter, Chicorée, Gurken und Bittergurken, Lauch, alle Salatsorten, Spargel, aber auch Bittermelonen, Grapefruit, Limonen, Passionsfrucht und Rhabarber schmecken bitter. Dill, Estragon,

Koriander, Kreuzkümmel, Rosmarin, Schafgarbe, Wegwarte, Wermut und Zitronengras würzen bitter. Safran schmeckt bitter und scharf zugleich, erhitzt und regt an.

Viele Heilkräuter und -gewürze enthalten eine bittere Note, daher auch der Name »Magenbitter«. Bittere Tees bereiten Sie aus Eisenkraut, Holunder, Jasmin sowie dem beruhigenden Johanniskraut. Bitterstoffe stecken aber auch im Hopfen und damit im Bier. Ein Glas zum Abendessen ist bei Normalgewicht erlaubt.

Herbes reduziert Wasser und Fett

Herbe Speisen beruhigen die Mund- und Magenschleimhaut, weil ihre adstringierende Kraft die Poren zusammenzieht. Der Mund fühlt sich nach dem Genuss von Herbem plötzlich trocken an. Hunger verfliegt. Der Körper speichert weniger Wasser. Ursache dafür sind Gerbstoffe. Im Darm verhindern sie das Eindringen von Krankheitserregern. Heilkräuter mit adstringierender Wirkung wirken bei Entzündungen antiseptisch und heilen.

Herb schmecken Blumenkohl, grüne Bohnen, Brokkoli, Fenchel, Grünkohl, sämtliche Hülsenfrüchte (auf Hindi Dhal genannt), Kartoffeln, Knollensellerie, alle Kohlsorten, Okra, grüne Paprika, Pilze, Staudensellerie und Zucchini.

Tipp

Essen Sie beim Abnehmen nicht täglich Speicherknollen wie Kartoffeln und Knollensellerie, weil sie eine Gewichtszunahme fördern.

Herbes Obst erhalten Sie mit Äpfeln, Birnen Blaubeeren, Brombeeren, Heidelbeeren, Preiselbeeren, Quitten, Rhabarber und

Schlehen. Malven-, Hagebuttentee und das ayurvedische Nahrungsergänzungsmittel Trifala schmecken herb und sauer zugleich, sie enthalten Vitamin C. Herb können Sie mit Borretsch, Fenchel, Gelbwurz, Salbei oder Wacholderbeeren würzen. Mit heißem Wasser aufgegossen und als Tee getrunken wirken diese Gewürze entwässernd - genauso wie grüner Tee, Mate, überbrühte Brombeer-, Erdbeer- oder Himbeerblätter.

Süßes nährt

Alles Süße nährt - das ist an sich positiv und erklärt, warum süße Karotten so gesund sind, obwohl sie genau wie Kartoffeln, Rüben, Sellerie und Zwiebeln unter der Erde wachsen, also Speicherenergie übertragen. Beim Abnehmen sollten Sie Süßes jedoch einschränken, weil es dick und träge macht. Leider werden alle süßen Speisen als angenehm empfunden, was den Umgang mit ihnen für manche zur Charakterfrage werden lässt. Stellen Sie deshalb süße Gerichte - wenn sie schon sein müssen - an den Beginn eines Menüs, hier regen sie die Verdauung an. Eine leichte, warme Suppe dagegen entfacht die Produktion der Magensäure für den Hauptgang und ein Dessert nicht ausreichend.

Aber die Gefahr aller süßen Bissen ist das anschließende Hungergefühl, das entsteht, weil der Verzehr von Zucker die Bauchspeicheldrüse aktiviert, Insulin auszuschütten. Dieses Hormon senkt den Blutzuckerspiegel, der zuvor mit den Süßigkeiten hochgeschnellt war, und der Zucker wandert nun in die Fettzellen ab. Dadurch sinkt der Blutzuckerspiegel - und die Lust auf Süßes entsteht erneut. Diese Reaktionskette setzt einen Teufelskreis in Gang, der nur schwer zu durchbrechen ist und unweigerlich zum Übergewicht führt. Ein süßes Dessert nach dem Mittagessen weckt die Lust auf die nachmittägliche

Torte. Ein Kuchenstück sättigt aber nicht, obwohl es mehr Energie in den Körper schleust als manche Mahlzeit. Zudem wird es vernascht, wenn das Mittagsmahl noch nicht verdaut ist. Der Stoffwechsel ist unterbrochen, Schlacken entstehen. Und der Hunger bleibt.

Die Grundnahrungsmittel sind weltweit süß: Getreide für Brot – außer der herben Gerste –, Nudeln, Aufläufe und Klöße, sämtliche Reissorten, Mais für Polenta und Gnocchi, die süßlichen und zugleich herben Kartoffeln sowie Süßkartoffeln, Maniok und Yams. Sie alle garantieren die Energie, die das Leben täglich fordert.

Die Klassifizierung der Getreide als süß mag manche Leser überraschen. Wer den Geschmack nicht nachvollziehen kann, sieht die Notwendigkeit der Einstufung in ihrer nährenden Wirkung. Süß bedeutet schwer verdaulich, fett, kalorienreich. Das Gleiche gilt für Eier, Vollmilch, Butter, alle Fette und Öle, Geflügel, Fleisch und Fisch. Auch sie nähren und gelten nach Ayurveda als süß. Deshalb sollten Sie all diese Lebensmittel zum Abnehmen reduzieren.

Erlaubt sind süße Gemüse wie Erbsen, Karotten, Kürbis, gelbe oder orange Paprika, Zuckerschoten und alle Früchte. Süß würzen können Sie mit Borretsch, Fenchel, Kardamom, Kokosfleisch, Kürbiskernen, Minzblättern, Muskat, Safran, Vanille und Zimt, wobei diese Gewürze gleichzeitig auch scharf beziehungsweise herb schmecken. Sie garantieren eine süßliche Note am Essen, ohne die Gerichte in Energiebomben zu verwandeln. Süße Tees können Sie aus Eibisch, Fenchelsamen, Hibiskus, Malve oder getrockneten Orangenschalen bereiten.

Saures facht den Appetit an

Ein saurer Bissen lässt den Speichel zusammenlaufen, was den Appetit anfacht. Die Säure verursacht nach dem Verzehr ein leichtes Brennen im Mund und zeigt, dass der Körper von Krankheitserregern gereinigt wird. Zu Beginn einer Mahlzeit weckt Saures die Verdauungskraft, deshalb sind säuerliche Früchte gut als Vorspeise geeignet. Die tägliche Dosis Vitamin C in Form von einem Spritzer Zitronensaft hilft beim Fettabbau. In größeren Mengen genossen fördert der Geschmack energetisch jedoch das Wasserelement, was eine Gewichtszunahme bedeutet. Deshalb sollten Sie auch hier nur in Maßen genießen.

Die Gefahr alles Sauren liegt in der Übersäuerung des Körpers, weil sie Verschlackung bedeutet. Sämtliche Milchprodukte – Buttermilch, Joghurt, Käse, Kefir, Molke, Quark, saure Sahne – enthalten Säure, ebenso alle säuerlichen Früchte, besonders Hagebutten, Kiwis und Zitrusfrüchte, sauer eingelegtes Gemüse ebenso wie Sauerkraut oder Pickles, süß-saure Tomaten, Sauerampfer, süß-saure Saucen, sauer marinierter Fisch oder Sauerfleisch. Sauer sind auch Wein, Sekt, Bier, sämtliche Spirituosen, Fruchtsäfte sowie kohlensäurehaltige Getränke, die auf der Zunge oft gar nicht sauer wirken. Säuerlich würzen Essig, Tamarinde, Zitronenbasilikum, Zitronenmelisse und Zitrusfrüchte.

Beachten Sie bitte unbedingt, dass viele Lebensmittel, die an sich nicht sauer sind, während des Stoffwechsels eine Säureproduktion auslösen. Eier, Fisch, Fleisch, Getreide und sämtliche Getreideprodukte wie Brot oder Nudeln, Reis, Zucker und zuckerhaltige Speisen, sogar Medikamente übersäuern den Körper. Auch Lebensmittel, die mit Chemikalien, Hormonen oder Medikamenten belastet sind, wie Eier, Fisch, Fleisch, Milchprodukte, gespritztes Gemüse und Obst, fördern eine Übersäuerung.

Salziges macht hungrig

Salz weckt Durst und Appetit. Oft wird zusammen mit zu stark gesalzenen Speisen viel getrunken, was die Verdauung schwächt. Außerdem bindet Salz das Wasser im Körper und lässt so das Gewicht ansteigen. Deshalb sollte die tägliche Menge Salz bei Erwachsenen zwei bis drei Gramm nicht überschreiten, ein halbes Gramm ist für einen konstanten Wasserhaushalt lebensnotwendig.

Tipp

Salzen Sie während des Abnehmens nur minimal, Meeresfisch muss gar nicht gesalzen werden.

Wie schnell der Tagesbedarf an Salz erreicht ist, zeigen folgende Beispiele:

Nahrungsmittel	Salzgehalt in Gramm
50 Gramm Salzhering	3 g
50 Gramm geräucherte Makrele	2 g
100 Gramm geräucherter Schinken	1,4 g

Auch sollten Sie darauf achten, welches Salz Sie verwenden. Steinsalz und Meersalz sind besonders geeignet, weil sie im Gegensatz zu Kochsalz Mineralien enthalten.

Eingelegte Gemüse, Pickles, Gewürze und Kapern in Salzlake, Meeresalgen, Meeresfisch – vor allem marinierter oder geräucherter Fisch – sowie Meeresfrüchte schmecken salzig. An sich süßes Fleisch wird von verantwortungslosen Schlachtern mit Salzwasser präpariert, um das Gewicht zu erhöhen. Extrem salzhaltig sind auch Corned beef, Kasseler, Lachsschinken und Salami. Paniertes und Frittiertes ist ebenfalls stark gesalzen, Beispiele sind Pommes frites und Chips. Salz versteckt sich genauso gern wie Fett und Zucker. Der Leser von Kleingedrucktem ist schockiert: Brot und Brötchen, Nudeln, Milchprodukte und Käse, Wurst, Aufschnitt, Schinken, alles Geräucherte, Dosengemüse, -fleisch und -fisch, Tiefkühlkost und Fertigprodukte - auch etliche Gemüsebrühen - enthalten Salz. Verwenden Sie möglichst ungesalzene Sojasauce.

Alle sechs einmal täglich

Ayurveda fordert, täglich alle sechs Geschmacksrichtungen zu konsumieren. Außerdem sollten alle in einem kompletten Menü enthalten sein. Die Ayurveda-Ernährung basiert auf diesem Konzept und bietet dadurch neben der Garantie, sich gesund zu ernähren, auch noch Abwechslung auf dem Teller. Fehlt diese, entstehen Hungerattacken und verführerische Gelüste, die eine Umstellung der Essgewohnheiten schnell zur Tortur ausarten lassen.

Wer sich an die Geschmacksvielfalt gewöhnt hat, wird sie später bei einer typgerechten Ernährung nicht mehr missen wollen und kauft gezielt ein. Die Lebensmittelauflistungen in den Geschmacksbeschreibungen helfen Ihnen bei der Auswahl (siehe Seite 18 ff.).

Drei Figurtypen – drei Esstypen

Die körperliche Veranlagung ist nach Ayurveda von der Gesundheit der Eltern, ihrer körperlichen wie emotionalen Verfassung zum Zeitpunkt der Zeugung und der Ernährung sowie dem Klima während der Schwangerschaft abhängig. Schulmediziner sprechen von genetischer Bestimmung. Physische Merkmale sind also jedem mitgegeben und damit auch die Neigung zu einer charakteristischen Figur, einem bestimmten Essverhalten sowie leider auch zu Verdauungsstörungen und Krankheitsanfälligkeit.

Der schon bei Geburt festgelegte Typ kann zwar durch Ernährung und Lebensstil beeinflusst werden, ist aber nicht in sein Gegenteil zu verwandeln. Das sollte man lernen zu akzeptieren. Das mag als Schicksal gesehen, muss aber keineswegs fatalistisch geduldet werden, denn die Möglichkeit des Ausgleichs existiert immer. Wer zu Übergewicht neigt, schränkt eben Nahrung und Getränke ein. Wer zu wenig Muskeln und zu viel Fett besitzt, treibt Sport und erhöht dadurch den Energiebedarf.

Ayurveda charakterisiert die unterschiedlichen Figurtypen als drei so genannte Doshas, die auch die Bioenergien oder die natürlichen Kräfte genannt werden. Sie heißen Kapha, Vata und Pitta. Ihre Gewichtung entwickelt sich bereits während der Schwangerschaft. Bei der Geburt zeigt sich das prägende Dosha in Körperbau und Verhalten. Später verschieben Ernährung, Lebensstil und Alter, Klima, Jahreszeit sowie der Wohnort die Dosha-Anteile leicht. Kapha prägt zum Beispiel die Kindheit, lässt die Speckfalten der Babys wachsen, verleiht Teenagern ein rundliches Aussehen und schwindet nach der Pubertät. Bei Überernährung und einem inaktiven Lebensstil schwillt Kapha wieder an.

Die Doshas prägen aber nicht nur die Figur, sondern auch die Lebenseinstellung, den Charakter, die Gefühle, das Denken, Handeln und Reagieren – sogar die Reaktion auf Erfolg oder Misserfolg einer Diät. Das Ideal ist eine ausgewogene Balance zwischen Kapha, Vata und Pitta, also physische wie psychische Stabilität, die Gesundheit bedeutet.

Kapha – die aufbauende Energie

Bei hohem Kapha-Anteil ist Übergewicht ein lebenslanges Thema. Meist geht es einher mit schwacher, das heißt langsamer Verdauung. Die Nahrung wird nicht vollständig umgesetzt, Energie nicht genutzt. Dann füllt Fett die Fettzellen. Schlacken entstehen als Stoffwechselreste, die der Körper erst lagert. Bei Frauen führt dies zu Zellulitis, einer Verschlackung des Bindegewebes in Verbindung mit zu viel Fett.

Kapha besteht energetisch aus dem Erd- und Wasserelement, wobei beide Elemente die Körpermasse stärken. Das Dosha ist schwer wie die Erde, unbeweglich, feucht und kalt. Feste Nahrung baut das Erdelement auf, Flüssigkeit das Wasserelement. Kalte Speisen und Getränke lassen Kapha hochschießen. Die Betreffenden nehmen zu, selbst wenn sie nicht viel essen. Beachten Sie: Kapha steigt unmittelbar nach einer Mahlzeit an, weshalb besonders Snacks zwischendurch gefährlich sind. Sie halten Kapha dauernd hoch. Das lähmt die Aktivität.

Ein schwammiger Rumpf, Fett an Oberarmen und -schenkeln, eine weiche, kühle Haut sowie Wassereinlagerungen sind typische Kapha-Signale. Das Erdelement ist stabil, Veränderungen vollziehen sich nur allmählich. Eine von Kapha geprägte Figur kann man daher nicht schnell ummodellieren. Vor allem Geduld ist für das Abnehmen erforderlich. Doch das für Kapha typische Durchhaltevermögen hilft dabei.

Neben Übergewicht sind Lethargie, geistige Schwerfälligkeit und ein Denken in starren Bahnen Anzeichen erhöhten Kaphas. Nur eine neue Einstellung hilft im Kampf gegen die alten Ernährungsgewohnheiten und den vertrauten Lebensstil. Die Ayurveda-Ernährung bedeutet einen radikalen Neubeginn.

Kapha – auf einen Blick

Kapha-Figur	Mollig, Neigung zu Übergewicht, schnelle Gewichtszunahme, starker Knochenbau.
Kapha-Charakter	Geduldig, ruhig, treu, aber auch unflexibel, träge, konfliktscheu.
Kapha-Essverhalten	Regelmäßiger Hunger, genießerisches Schlemmen, Hang zum Überessen bei hohem Kapha, Stress-Esser.
Kapha-Verdauung	Langsam, schwach, Schlackenansammlung möglich.
Kapha-Alter	Kinder und Jugendliche bis zur Pubertät.
Kapha-Tageszeiten	6 bis 10 und 18 bis 22 Uhr.
Kapha-Jahreszeiten	Frühling, Herbst, nass-kalter Winter.
Kapha-Klima	Kalte Feuchtigkeit, Regen, Nebel, Schneeregen, Schneeschmelze.
Kapha-Elemente	Erde, Wasser.

Die Gegenspieler Kapha und Vata

Kapha ist das Pendant zu Vata: Steigt der Kapha-Anteil, sinkt Vata und umgekehrt. Wer radikal fastet, baut Kapha rasch ab, gleichzeitig jedoch schnellt Vata in die Höhe. Auch das erzielt also keine Dosha-Balance, kein stabiles Normalgewicht und erst recht keine gefestigte Psyche. Die Hungerkur bedingt eine Gewichtsabnahme und anschließend verführt Vata wieder zu Süßem, Schwerem sowie Fettem. Diese Kost beruhigt Vata zwar, aber Kapha nimmt wieder zu. Schulmediziner sprechen hierbei vom Jo-Jo-Effekt, den eine Ayurveda-Ernährung verhindern kann.

Vorbeugend ist während des Abnehmens Vata abzubauen - jedoch nicht mit fetten Lebensmitteln. Sie balancieren Vata aus, indem Sie täglich wenig Süßes, Salziges und Saures konsumieren. Ein süßlicher Apfel, ein paar Aprikosen oder süße Beeren reichen völlig aus. Schokolade dagegen liefert nicht den gewünschten Effekt. Ein Teelöffel Kapern statt reichlich Salz an einem Gemüsegericht beispielsweise führt ebenfalls zum Ziel. Auch dreißig Minuten Ruhe nach den Hauptmahlzeiten bauen Vata ab und helfen der Verdauung, ohne das träge Kapha mit einem Mittagsschlaf zu provozieren. Am Abend besänftigen Meditation und Schweigephasen, Inhalationen, Ölmassagen, heiße Bäder mit Kräuter- oder Ölzusätzen, auch Öleinläufe. (Verwenden Sie dazu 20 bis 30 Milliliter erwärmtes Sesamöl.)

Vata – die abbauende Energie

Von Vata Geprägte nehmen selten zu. Wiegen sie dennoch zu viel, ist meist ein widernatürlicher Lebensstil dafür verantwortlich. Die Tendenz, Fett einzulagern, ist ihnen nicht angeboren. Vata-Typen sind hager bis schlank - selbst in der von Kapha geprägten Kinderphase. Wer bei dieser Konstitution zugenommen hat, besitzt die Fähigkeit, sich rasch zu verändern. Auch der von Vata vorgegebene Bewegungsdrang hilft beim Abnehmen. Die typische Ungeduld dagegen kann während des Abnehmens belasten.

Vata wird energetisch von den Elementen Äther und Luft gebildet. Ihre Eigenschaften besitzt auch das Dosha, es ist kalt wie ein Luftzug, trocken, leicht und beweglich. Kalte und trocken zubereitete Gerichte oder kalte Getränke erhöhen Vata. Das Dosha aktiviert während des Abnehmens den Wasser- und Fettabbau und motiviert zu mehr Aktivität. Geistig weckt das Dosha Beweglichkeit, Flexibilität und Neugierde.

Die Silbe »va« bedeutet gehen, Vayu ist nach hinduistischer Vorstellung der Gott des Windes, der Bewegung. Vata ist eine bewegende Energie, sie verscheucht Kapha – die Masse und Lethargie. Das Dosha steigt, wenn Kapha gesunken ist, nach abgeschlossener Verdauung, bei leerem Magen, Hunger und Durst.

Vata – auf einen Blick

Vata-Figur	Schlank, sehr groß oder sehr klein, leichte Gewichtsabnahme.
Vata-Charakter	Flexibel, anpassungsfähig, aufgeschlossen, neugierig, aber auch innerlich unruhig, nervös, unsicher.
Vata-Essverhalten	Gering ausgeprägter Hunger, isst nebenbei, setzt sich nicht gern für ein paar Bissen hin, vergisst Mahlzeiten, kein regelmäßiges Hungergefühl, Stress-Hungerer, im Extremfall Magersucht.
Vata-Verdauung	Unregelmäßig, bei zu hohem Vata Verstopfung und/oder Blähungen.
Vata-Alter	Nach den Wechseljahren, Senioren, nach auszehrenden Krankheiten und in Schwächephasen mit starkem Gewichtsverlust.
Vata-Tageszeiten	2 bis 6 und 14 bis 18 Uhr
Vata-Jahreszeiten	Trockene Winter, Kälteperioden ohne Regen.
Vata-Klima	Trockenheit, trockene Kälte, Wind, Stürme.
Vata-Elemente	Äther, Luft.

Gefahr: erhöhtes Vata

Klassische Signale erhöhten Vatas beim Abnehmen sind Verstopfung und Frieren. Zur Verstopfung kommt es, wenn dem Darm die gewohnte Masse fehlt, die man mit Ballaststoffen aus Gemüse ausgleichen kann. Bei einer Verstopfung liegt ein Mangel an Flüssigkeit vor. Schon eine Tasse heißes Wasser nach jeder Mahlzeit baut das kalte, trockene Vata ab. Die Verdauung wird so erleichtert und der Speisebrei im Magen nicht zu sehr verdünnt. Achten Sie jedoch darauf, dass Sie nicht viel mehr Flüssigkeit oder kaltes Wasser zu sich nehmen. Trinken Sie vor allem am Abend wenig, denn zu diesem Zeitpunkt schwemmen Getränke auf und stärken Kapha.

Verkleinerte Mahlzeiten verringern sowohl Stoffwechsel als auch Energieumsatz. Damit sinkt die Körpertemperatur minimal – etwa um ein halbes Grad. Die Folge ist ein Kälteempfinden, das nach einigen Tagen wieder verschwindet, wenn der Organismus sich an den veränderten Grundstoffwechsel gewöhnt hat. Bis dahin können Sie abends heiß baden, sich mit angewärmtem Öl einreiben oder die Sauna besuchen.

Auch ein kurzfristig niedrigerer Blutdruck ist möglich – ebenfalls ein typisches Vata-Signal. Wenn Sie sich wiederholt schwindlig fühlen, gehen Sie zum Arzt. Grundsätzlich ist ein geringfügig niedriger Blutdruck jedoch eher gesund, er belastet die Adern weniger.

Pitta – die umwandelnde Energie

Von Pitta Dominierte besitzen eine gesunde Verdauung sowie einen schnellen Stoffwechsel und halten gewöhnlich ihr Gewicht. Bei Übergewicht können sie sich darauf verlassen, dass der Körper die Pfunde rasch verarbeitet. Allerdings kann sich eine Tendenz zu Reizbarkeit und Aggressivität einstellen, die

Pitta – auf einen Blick	
Pitta-Figur	Gut gebaut, mittlerer Knochenbau, kein Über- oder Untergewicht, eventuell kantige Züge.
Pitta-Charakter	Aufgeschlossen, kreativ, ehrgeizig, aber auch hitzköpfig, aggressiv, cholerisch.
Pitta-Essverhalten	Verträgt alles, braucht regelmäßige Mahlzeiten, Heißhungerattacken, bei Hunger schlechte Laune; Ess-Störungen und Fressanfälle – Bulimie – bei hohem Pitta möglich.
Pitta-Verdauung	Gut und regelmäßig, Durchfall bei erhöhtem Pitta.
Pitta-Alter	Erwachsene, alle in Sturm-und-Drang-Phasen.
Pitta-Tageszeiten	10 bis 14 und 22 bis 2 Uhr.
Pitta-Jahreszeiten	Sommer, Altweibersommer, sonniger Frühling, tropische Trockenzeit.
Pitta-Klima	Hitze, Schwüle; Wärmeperioden.
Pitta-Elemente	Feuer, wenig Wasser.

zum Beispiel zu Wutausbrüchen angesichts der Waage führen kann. Auch regelmäßige Essenszeiten sind wichtig bei erhöhtem Pitta; sonst droht schlechte Laune. Ist der Ehrgeiz zur Perfektion – übrigens ein typischer Charakterzug – aber entfacht, trägt auch dieses Dosha seinen positiven Teil zum Abnehmen bei.

Pitta besteht energetisch hauptsächlich aus dem Feuerelement, wobei seine Energie alle Umwandlungsprozesse im Körper aktiviert. Dazu gehören Nahrungsaufspaltung, Verdauung und Stoffwechsel. Das Dosha ist von sich aus heiß wie das

Feuer, leicht und beweglich. Heiße Speisen und Getränke erhöhen es noch und während des Abnehmens kräftigen feurig scharfe Gewürze das Dosha und kurbeln Verdauung und Stoffwechsel an. Pitta ist während der Verdauung immer erhöht, es aktiviert den Energieverbrauch und hilft so abnehmen.

Typgerechte Ernährung

Das Prinzip der ayurvedischen Ernährungslehre basiert auf der Erkenntnis, dass Gleiches Gleiches vermehrt und Gegensätze einander abbauen.

Kapha – die Ursache aller Fettpolster – ist von sich aus kalt, schwer und süß wie die nährende Erde und das Wasser. Ungekochte, abgekühlte Speisen, kalte Getränke, fette oder ölige Zubereitungen, angedickte Suppen und Saucen und Süßes wie Sahne oder Speiseeis vermehren Kapha und machen dick. Gegenteilige Eigenschaften reduzieren das Dosha: alle gekochten, warmen, leicht, fettarm und trocken zubereiteten Mahlzeiten ohne gebundene Saucen oder Suppen, alle herben, bitteren und scharf gewürzten Lebensmittel sowie heiße Getränke.

Es ist keine Kalorienfrage, dass kaltes Wasser Kapha erhöht und heißes Wasser Kapha reduziert – das ist eine energetische Wirkung, die jeder ausprobieren kann. Warmes Wasser entschlackt und erleichtert den Körper. Kaltes Wasser stoppt die Verdauung und fördert Schlackenbildung. Ist der Kapha-Anteil im Körper mithilfe der Ernährungsumstellung normalisiert, balancieren sich die Doshas aus. Danach beginnt für jeden die typgerechte Kost.

Bei Übergewicht ist die Ernährung für alle gleich – unabhängig von dem ursprünglich prägenden Dosha, denn jetzt ist Kapha erhöht und es bestimmt die Lebensmittelauswahl sowie Zubereitung.

Auf einen Blick

Geschmack	*Enthaltene Elemente*	*Im Körper auslösende Eigenschaften*	*Auswirkung auf die Doshas*
Scharf, brennend	Feuer, Luft	Erhitzt, reduziert das Gewicht, verstärkt den Speichelfluss, verbessert in geringen Mengen die Verdauung, löst Schlacken, reinigt	Baut Kapha ab, baut Vata und Pitta auf, fördert im Übermaß Pitta-Beschwerden wie Durchfall
Bitter	Luft, Äther	Kühlt, verringert den Speichelfluss und stoppt Hunger, baut Gewicht ab, regt in geringen Mengen die Verdauung an, entgiftet und baut Schlacken ab	Baut Kapha und Pitta ab, baut Vata auf, fördert im Übermaß Vata-Beschwerden wie Verstopfung
Herb, zusammenziehend (adstringierend)	Luft, wenig Erde	Kühlt, verringert den Speichelfluss und stoppt Hunger, baut Gewicht ab	Baut Kapha und Pitta ab, baut Vata auf, kann im Übermaß die Verdauungskraft schwächen und verstopfen
Süß	Erde, Wasser	Kühlt, nährt, stärkt, baut Gewicht auf, viel Süßes schwächt die Verdauung	Baut Kapha auf, fördert im Übermaß Kapha-Probleme wie Übergewicht, Verschlackung, baut Vata und Pitta ab
Sauer	Erde, Feuer	Erhitzt, fördert den Speichelfluss, regt den Appetit an, verbessert in geringen Mengen die Verdauung	Baut Kapha und Pitta auf, fördert im Übermaß Verschlackung und Übersäuerung, baut Vata ab
Salzig	Wasser, Feuer	Erhitzt, baut Gewicht auf, reguliert den Elektrolyt-Haushalt, fördert die Verdauung, reinigt	Baut Kapha und Pitta auf, fördert im Übermaß Wassereinlagerungen, baut Vata ab

- Hohes Vata ist bei Übergewicht kaum möglich, sollte dieser Ausnahmefall eintreten, trinken Sie viel warmen Tee, heißes Wasser, Ingwerwasser und kochen die Hauptgerichte mit mehr Gemüsebouillon. Das an sich trockene, kalte Vata wird mit warmen Saucen und Suppen abgebaut. Die flüssigere Zubereitung bedeutet aber nicht fettere Kost. Salate und Rohkost werden bei dominierendem Vata schlecht vertragen. Blanchieren Sie die Gemüse deshalb.
- Bei Übergewicht plus hohem Pitta verringern Sie die Gewürzmengen. Nehmen Sie statt Cayenne und schwarzem Pfeffer den milderen grünen Pfeffer und verzichten Sie eventuell auf rohe Zwiebeln, Knoblauch und Meerrettich. Das heiße Pitta verträgt nichts Scharfes. Würzen Sie deshalb herb und bitter (siehe Seite 20, 21). Essen und trinken Sie nicht zu heiß. Salate und Rohkost bekommen gut, die Verdauungskraft bei erhöhtem Pitta ist stark.

Übergewicht heute

Figur und Gesundheit sind Resultat der Ernährung - das wusste schon Charaka. Auch Sushruta, ein früher ayurvedischer Chirurg, erklärt Übergewicht mit einer einseitig Kapha stärkenden Ernährung, dem Essen vor abgeschlossener Verdauung (Zwischenmahlzeiten), regelmäßigem Mittagsschlaf (verlangsamt den Stoffwechsel), sitzender Tätigkeit, fehlender Bewegung und/oder dem Verharren in einem kindlichen Stadium (Sushruta Samhita, Kapitel 15, 32). Der Körper folgt der Psyche. Der Lebensstil von heute bestimmt die Figur von morgen mit. Fettansammlung ist die Folge eines Missverhältnisses von Energieaufnahme und -verbrauch. Gut gefütterte Kinder entwickeln mehr Fettzellen als normalgewichtige. Schon heute ist jedes fünfte Kind in Europa übergewichtig. In Deutschland verdoppelte sich in den letzten 15 Jahren die Zahl fettsüchtiger Kinder. Als Erwachsene verlieren sie ihre Fettzellen nicht; die Mehrzahl bleibt lebenslänglich schwergewichtig. Im Extremfall nutzt der Körper sogar Bindegewebszellen als Fettspeicher, die er als Reserven verteidigt.

Fettzellen sind die Feinde jeder Reduktionsdiät. Sie können schrumpfen, doch sie verschwinden nie. Im Gegenteil: Stets lauern sie auf Nahrung. Sowie normale Mengen gegessen werden, sammeln sie wieder Fett. Wer weiß, wann die nächste Notzeit kommt? Eine Zelle unterscheidet nicht zwischen modischem Schlankheitskampf und Nahrungsmittelknappheit. Das ist auch der Grund, warum das Abnehmen plötzlich stoppen kann, obwohl Sie sich weiter fettarm ernähren. Der Körper passt seinen Grundumsatz der reduzierten Nahrung an und bunkert die Energie aus den verkleinerten Mahlzeiten als Fett. Männer verbrauchen übrigens etwas mehr Energie als Frauen und nehmen in der Regel schneller ab.

Der Energiebedarf ist während des letzten Jahrhunderts aufgrund veränderter Arbeits- und Lebensgewohnheiten in den Industrienationen um etwa 25 Prozent gesunken, die Nahrungsmenge dank wirtschaftlichem Wohlstand seit den fünfziger Jahren dagegen gestiegen – durchschnittlich um 15 Prozent. Das Gewicht liegt damit im Aufwärtstrend. Statt sinnvoller 60 bis 80 Gramm Fett vertilgen etliche bis zu 130 Gramm am Tag. Das sind 1,8 Kilo im Monat zu viel!

Wer seinen Gewichtsstatus überprüfen möchte, richtet sich derzeit meist nach dem Body-Mass-Index (BMI). Das Körpergewicht (kg) dividiert durch das Quadrat der Körpergröße (m^2)

ergibt den individuellen BMI. Liegt dieser Wert zwischen 18,5 und 24,9 kg/m^2, so sind Sie normalgewichtig. Ein BMI zwischen 25 und 30 kg/m^2 bedeutet Übergewicht, ab einem BMI von über 30 kg/m^2 liegt Adipositas, krankhafte Fettsucht, vor.

Doch die Rechnung bleibt problematisch: Eine Frau von 1,60 Meter Größe dürfte danach 48 bis 63 Kilogramm wiegen, ein Mann von 1,80 Meter Größe könnte zwischen 61 und 80 Kilogramm schwanken. Diese gigantische Spanne läge im Bereich des »Normalgewichts«. Zudem berücksichtigt der BMI die Fettverteilung am Körper nicht - und sie ist entscheidend für das Krankheitsrisiko. Denn Schlanke mit Bauch erleiden weit eher Herz-Kreislauf-Erkrankungen als Übergewichtige, deren Körpermasse gleichmäßig verteilt ist.

Der Lebensstil ist derzeit zu üppig und gleichzeitig zu träge. Ein Gros der überflüssigen Pfunde ist allein auf mangelnde Bewegung zurückzuführen. Weltweit leben erstmals so viele Übergewichtige (BMI 25 bis 30 kg/m^2) wie Hungernde: jeweils ca. 1,2 Milliarden Menschen. Das ist etwa die Bevölkerung von Indien oder China. Unter diesen Übergewichtigen befinden sich 300 Millionen Fettsüchtige (BMI über 30 kg/m^2).

Die Ursache: Nie war Nahrung so leicht und so preiswert zu bekommen wie heute. Und noch nie musste sich der Einzelne so wenig anstrengen, um seinen Teller zu füllen. Fastfood und vorgefertigte Speisen minimieren die Küchenarbeit. Kochen reduziert sich auf Erwärmen; tatsächlich kochen können immer weniger - trotz des Erfolgs von Kochsendungen im Fernsehen.

Übergewicht und Krankheit

Übergewichtsmerkmale listete Sushruta vor gut 2500 Jahren auf: Kurzatmigkeit, Durst, immenser Appetit, gesteigertes Schlafbedürfnis mit Schnarchen oder kurzfristigem Aussetzen des Atems, Schwitzen und übler Körpergeruch, Gliederschwere, ein latentes Gefühl der Schwerfälligkeit sowie eine undeutliche Aussprache. Bewegung schmerzt. Der Geschlechtsverkehr ist mühsam (Sushruta Samhita, Kapitel 15, 32). Jedes Symptom ist ein Signal, das Gewicht sofort zu reduzieren.

Fettdepots sind Ursache ernst zu nehmender Erkrankungen: atmungsbedingte Schlafstörungen, Unfruchtbarkeit, Diabetes mellitus Typ 2, Stoffwechsel-, insbesondere Fettstoffwechselerkrankungen, Venenleiden, Gicht, Nierenversagen, Herzschwäche, Herzinfarkt, Schlaganfall, einige Krebserkrankungen, Arthrosen, Demenzerkrankungen (Deutsche Adipositas Gesellschaft).

So erkranken nur fünf Prozent der Normalgewichtigen an Diabetes mellitus Typ 2, aber 50 Prozent all jener, deren BMI über 30 kg/m^2 liegt. Jeder vierte Adipositas-Patient leidet an Bluthochdruck. Wer als fettsüchtig gilt und älter als 40 Jahre ist, verkürzt seine Lebenszeit um drei bis sieben Jahre.

Psychische Gefahren bei massivem Übergewicht sind Ablehnung durch die Gesellschaft, Vereinsamung und Isolation. Ayurveda nennt eine weitere Problematik: die Suche nach Sicherheit. Der fehlende emotionale Halt in Familie, Partnerschaft und sozialem Umfeld wird durch gesteigerte Esslust und finanzielle Absicherung ausgeglichen. Das Fett entwickelt sich zum schützenden Wall und Versicherungen oder Besitz ersetzen Vertrauenspersonen. Daraufhin sollte sich jeder Übergewichtige kritisch prüfen.

Der Anstieg an Übergewichtigen hat Folgen: Schon kämpfen Rettungsdienste und Feuerwehr mit dem Problem des Transports dieser Schwergewichte. Jeder dritte Todesfall in Deutschland ist Folge von Übergewicht und/oder Fehlernährung, denn ein wohlgefüllter Bauch bedeutet keinesfalls eine ausreichende

Versorgung an Vitaminen, Mineralien, Spurenelementen. Würde die Fehlernährung überwunden, ließen sich ein Drittel der Krankenkosten einsparen. Das Schulfach »Ernährung und Kochen« könnte mehr bewirken als eine Gesundheitsreform.

Übergewicht abbauen

Wer seine Nahrung nicht immer wieder dem aktuellen Energieverbrauch anpasst, nimmt zu. Die meisten halten an Essgewohnheiten aus dem Elternhaus fest. Das Resultat für Deutschland: Bereits unter den 20- bis 24-Jährigen sind 16 Prozent der Frauen und 26 Prozent der Männer übergewichtig. Doch die stetige Gewichtszunahme mit fortschreitendem Alter muss nicht sein.

Junge Erwachsene sollten ihr Essverhalten umstellen. Denn ab dem 20. Lebensjahr nimmt jeder – Frauen wie Männer – vier Kilogramm pro Jahrzehnt zu. Die Ursache dieses Phänomens liegt im stetig sinkenden Energieumsatz. Der Stoffwechsel verlangsamt sich nach der Wachstumsphase. Eine Anpassung der Essensmenge plus gesteigerte körperliche Aktivität schützen vor Übergewicht.

Ist die Ernährung umgestellt, setzt das Abspecken noch nicht sofort ein, weil die ersten verlorenen Pfunde nur aus Wasser bestehen. Der Wasserhaushalt – immerhin besteht der Mensch zu 70 Prozent aus Flüssigkeit – ist dafür verantwortlich, dass das Gewicht innerhalb weniger Tage um ein bis zwei Kilo schwankt. Die Entwässerung ist zwar notwendig, aber noch kein Diäterfolg.

Erst wenn der Fettabbau aus den Zellen einsetzt, beginnt das Abspecken. Jetzt holt sich der Körper Energie aus den Reserven, aber je länger Sie abnehmen, umso stärker wird die Gefahr des Eiweißabbaus aus Muskelzellen.

Deshalb ist es sehr wichtig, dass die Muskeln durch Sport erhalten und aufgebaut werden. Wer fastet und den Körper nicht trainiert, reduziert neben dem Fett auch die Muskeln und schadet sich nachhaltig. Die Folge ist neben einer schlanken Taille Schwäche. Charaka empfiehlt geistige und körperliche Arbeit während des Abnehmens, weil beides Kapha reduziert.

Langsam abnehmen

Von Nulldiäten rät Ayurveda ab. Völliger Verzicht auf Nahrung setzt eingelagerte Schlacken – also Giftstoffe – aus dem Gewebe zu schnell frei und kann Ihren Körper für kurze Zeit vergiften. Außerdem reduziert das Fasten die Verdauungskraft so sehr, dass der Körper die Stoffwechselschlacken nicht mehr aufarbeiten kann. Denn auch die Entschlackung ist ein Verdauungsvorgang, für den Leber und Galle, Zwölffingerdarm und Dünndarm Säfte bereitstellen müssen. Diese Verdauungssäfte aber werden nur durch neuen Nahrungsbrei im Magen aktiviert.

Nach einer Radikalkur wäre die Verdauungskraft geschwächt. Der Magen-Darm-Trakt könnte die ungewohnten Mahlzeiten nicht aufspalten. Die Folgen wären Verdauungsbeschwerden, Schlackenbildung und erneute Fettansammlung. Übergewicht soll daher langsam abgebaut werden. Die Richtlinie ist ein Kilogramm pro Woche. Es hat ja auch Monate, wenn nicht Jahre, gedauert, das Gewicht aufzubauen.

Die Verdauung kräftigen

Wer sein Gewicht verringern möchte, braucht eine doppelt starke Verdauung. Mahlzeiten, Fettdepots und Stoffwechselschlacken müssen verarbeitet werden. Am Verdauungsvorgang sind nach der Schulmedizin Magensäure, Pankreas- und Gallensaft sowie Verdauungsenzyme beteiligt. Die Magensäure, eine

Salzsäure mit einem pH-Wert von 1,5, zersetzt die Nahrung. Außerhalb des Magens würde sie Löcher in die Kleidung ätzen. Bauchspeicheldrüse und Gallenblase stellen basische Säfte für die Verdauung im Darm bereit. Der gesunde Darm enthält ein rein basisches Milieu. Die Drüsen im Zwölffingerdarm und Dünndarm produzieren zusätzlich Basensäfte. Sie alle wandeln den sauren Nahrungsbrei aus dem Magen in eine basische Masse um. Dabei wird die Magensäure in Kochsalz, Kohlendioxid und Wasser aufgespalten und einzeln ausgeschieden. Enzyme sind Eiweißverbindungen. Sie ermöglichen anschließend den Stoffwechsel. Sie sind hochspezialisiert, jedes Enzym aktiviert einen bestimmten Vorgang oder löst eine Reaktion während der Nährstoffaufspaltung aus. Fehlen Verdauungssäfte oder wird ein Stoffwechselprozess blockiert, ist die Verdauung unterbrochen. Die Nahrung verschlackt statt zu versorgen.

Ayurveda spricht von Agni, dem Verdauungsfeuer - benannt nach dem hinduistischen Feuergott. Ist Pitta die Energie des Feuers, so ist Agni das Feuer als Umwandlungskraft selbst. Der Begriff umfasst die gesamte Verdauung. Agni aktiviert den Stoffwechsel, so dass alle Zellen und Organe versorgt werden. Das garantiert ein starkes Immunsystem, Gesundheit und geistige Agilität. Agni beeinflusst auch das so genannte biologische Alter, das die körperliche, geistige und psychische Leistungskraft misst. Sie weicht bei vitalen Menschen erheblich vom kalendarischen Alter ab. Je besser Agni funktioniert, umso jünger, gesünder und attraktiver bleibt der Mensch. Das kann jeder fördern - allein mit der Ernährung.

Gewürze bedeuten für Agni, was Spiritus für ein Holzfeuer ist. Sie kurbeln die Verdauung kräftig an, weshalb alle Rezepte beim Abnehmen reichlich und scharf gewürzt, aber sparsam gesalzen werden. Das garantiert eine restlose Verarbeitung der Mahlzeiten und gleichzeitig den Wasser-, Fett- und Schlackenabbau.

Lebensmittel, Gewürze und Kräuter

Gute, das heißt gesunde Kost wirkt positiv im Körper. Sie aktiviert eine vollständige Verdauung, einen leistungsstarken Stoffwechsel und garantiert Wohlbefinden. Ungesunde Speisen dagegen belasten den Körper. Fastfood oder Junkfood, Fettes oder Süßes, warm gehaltene oder aufgewärmte Mahlzeiten verstopfen den Magen-Darm-Trakt und rauben Energie.

Qualität entscheidet

Welche Lebensmittel sind nun so optimal, dass sie auf der einen Seite versorgen und auf der anderen Seite garantieren, dass Sie abnehmen? Ayurvedische Ernährungsberater stufen Gemüse, Früchte, Fleisch, Fisch, Milchspeisen mit drei Qualitätskriterien in sehr gute, unter bestimmten Bedingungen förderliche und abzulehnende Kost ein. Die über 2000 Jahre alten Beschreibungen sind so detailliert, dass danach sogar neueste Züchtungen und genmanipulierte Sorten bewertet werden können.

Sattva

Eine gesunde Kost ist sattvisch, also natürlich herangewachsen ohne künstliche Dünger, unbelastet von Schädlingsvernichtungsmitteln, Giften oder Medikamenten, frisch geerntet und naturbelassen. Gemüse, Hülsenfrüchte, Salate, einheimisches Obst, unbehandelte Trockenfrüchte, frisch gepresste Gemüse- und Obstsäfte, Rohmilch, Butter und Ghee (selbst zubereitetes Butterschmalz), Getreide, Reis, milde Gewürze frische Kräuter, Samen und Nüsse ohne Pestizidrückstände (z. B. DDT) sind sattvisch. Die vegetarischen Lebensmittel versorgen, ohne zu belasten. Sie sollen sogar die Wahrnehmungskraft, das Mitgefühl und die Mäßigung fördern. Für Mönche, Nonnen und Gurus - spirituelle Lehrer - ist sattvische Kost in Asien Pflicht. Allen Übrigen wird eine zu 60 bis 80 Prozent sattvische Nahrung empfohlen. Die ayurvedische Ernährung berücksichtigt dieses Gebot.

Sattvisch kochen schließt den bewussten Umgang mit den Lebensmitteln ein. Im Stress gekochte Gerichte zum Beispiel enthalten die negative Energie der Köchin beziehungsweise des Kochs. Wer unter Fluchen über mangelnde Parkplätze und überfüllte Geschäfte frisches Gemüse einkauft, hektisch vorkocht, einfriert und in der Mikrowelle aufwärmt, hat sattvische Lebensmittel in eine minderwertige Mahlzeit verwandelt. Dagegen liefern in Liebe für Familie oder Freunde zubereitete Speisen neben den Nährstoffen positive Energie.

Rajas

Die zweite Qualitätsstufe heißt Rajas und umfasst saure, scharfe und anregende, aufputschende Kost. Die Lebensmittel sind unbelastet von Schadstoffen oder Konservierungsmitteln, doch ihre aktivierende Wirkung empfehlen Ayurveda-Experten nicht jedem, denn erhöhtes Vata kann durch diese Speisen hyperaktiv ausarten und bei hohem Pitta löst regelmäßig konsumiertes Rajas Übersäuerung aus. Dagegen bekommt dem lethargischen Kapha der Antrieb gut.

Rajasische Nahrung schärft die Sinne und die Durchsetzungskraft. Ohne diese Qualität wären Innovation, Aufbruch, Umwandlung, leidenschaftliche Ausbrüche und Sexualität nicht möglich. Alle geistigen, kreativen Prozesse basieren auf Rajas als treibender Kraft. Ayurvedische Ärzte empfahlen Kriegern scharf gewürzte Speisen vor einer Schlacht. Heute ergeben sie den idealen Business-Lunch. Doch fördert diese Kost neben neuen Einfällen und Ehrgeiz auch Aggression, Eifersucht und Egozentrik.

Maximal 30 Prozent der täglichen Nahrung soll rajasisch sein. Dazu gehören säuerliche oder süß-saure Früchte, saure Milchprodukte (Buttermilch, Frischkäse, Joghurt, Kefir, Molke, Quark), milchsauer Konserviertes, sauer Eingelegtes oder süß-sauer Zubereitetes, Essig, alles Fermentierte (auch Sojasauce) sowie alle scharfen Gewürze.

Süße, sattvische Karotten oder Zuckerschoten werden mit Chili gewürzt rajasisch. Beim Abnehmen wirkt sich das positiv aus. Gegärter Most, Wein, Sekt und Bier, Tabak (nicht ayurvedische Kräuterzigaretten), fermentierter schwarzer Tee (nicht grüner Tee oder Mate), Kaffee, aufputschende Limonaden wie Coca-Cola, Red Bull und alle kohlensäurehaltigen Getränke gelten als rajasisch, ebenso Hefe und damit Hefebrot, -kuchen und Plundergebäck.

Die heute zur Verfügung stehenden Schriften geben keine eindeutige Auskunft darüber, ob Fleisch, Fisch, Meeresfrüchte und Eier rajasisch, also anregend sind oder ob sie zu den tamasischen, den schlechten Lebensmitteln, zählen. Aber als gesichert gilt, dass mageres Fleisch und weißer Fisch ein- bis zweimal pro Woche verzehrt werden dürfen. Die klassischen Quellen sprechen rajasischen Lebensmitteln einen hohen Nährwert zu, doch muss nach dem Verzehr eine ausreichende Verdauungszeit von mindestens vier bis fünf Stunden eingeplant werden. In dieser Phase darf nichts verzehrt werden, auch kein Obst und keine Milch.

Tamas

Die dritte Qualitätsstufe – Tamas – beinhaltet Nahrungs- oder Genussmittel, die der Gesundheit schaden.

Der Begriff bedeutet so viel wie »alt«, »ohne Nährwert«. Das heißt, diese Nahrungsmittel sind grundsätzlich schlecht. Zu Tamas gehören zum Beispiel industriell hergestellte Fertigprodukte mit Konservierungsstoffen, Light-Produkte, Süßigkeiten und Kuchen mit raffiniertem Zucker. Sie belasten den menschlichen Organismus. Rohmilchkäse, Schimmelkäse und harter Käse, alles Ölige oder Fette, Gebratene, Frittierte, Gegrillte und Geräucherte gehört in diese Kategorie ebenso wie fettes, rotes Fleisch sowie sämtliche Schweinefleischprodukte wie Wurst, Aufschnitt und Schinken. Fetter, dunkler Fisch, aber auch hochprozentiger Alkohol, Drogen, Medikamente, genmanipulierte Nahrungsmittel, so genannte naturidentische Nahrungsergänzungsmittel wie Vitamin- und Mineralientabletten sind tamasisch. Lebensmittel mit Rückständen von Pharmaka, Pestiziden, Schwermetallen und Schwefel sind tamasisch. Dazu gehören u. a. geschwefelte Trockenfrüchte.

Empfehlenswert ist, dass nur maximal zehn Prozent der täglichen Speisen tamasisch sind. Wer auf seine Gesundheit achtet oder abnehmen möchte, verzichtet am besten ganz darauf. Denn nach der ayurvedischen Lehre verursacht Tamas Trägheit, Gleichgültigkeit der Gesundheit gegenüber, Willenlosigkeit, Selbstzerstörung, Verwirrung, Gewalt und Verbrechen.

Nach dieser Auffassung leben auch alle Süchtigen in einer von Tamas beherrschten Welt und vor allem der sowieso zu Trägheit neigende Kapha-Charakter tut sich mit tamasischen Lebensmitteln nichts Gutes. Übrigens: Ein übergewichtiger Körper gilt als tamasisch – das bedeutet lebensfeindlich.

Frische und Nährwert

Ayurveda empfiehlt Nahrungsmittel, die nach der Ernte oder Schlachtung maximal acht Stunden lagern. Diese Bedingung ist heutzutage für Stadtbewohner schwer erfüllbar, allerhöchstens Bauern und Selbstversorger können darauf achten. Selbst ein Apfel aus der eigenen Region wird gepflückt, verpackt, in Großmärkte gefahren, aufgestapelt, an den Einzelhandel verkauft, ins Geschäft gebracht, wieder ausgestellt und in den nächsten Stunden oder Tagen verkauft. Niemals erhalten Sie Obst, das am selben Tag geerntet wurde. Sie können noch nicht einmal sichergehen, dass es vom Vortag ist. Deshalb müssen manche Empfehlungen den aktuellen Gegebenheiten geopfert werden.

Um sich also mit Lebensmitteln zu ernähren, die so frisch wie möglich sind, kaufen Sie kleine Mengen und verbrauchen sie rasch. Eine sinnvolle Ergänzung sind einzeln eingefrorene Früchte und Gemüsesorten. Grüne Bohnen, Blattspinat, Blumenkohl, Brokkoli, Champignons, Erbsen, Porree, Karotten sowie gemischtes Suppengemüse sind ohne weitere Zusätze im Handel erhältlich. Dadurch sind Sie unabhängig vom Tagesangebot, kaufen hohe Qualität ein und können sich das Waschen und Putzen der Gemüse sparen.

Gemüse und Obst aus dem Supermarkt lagern tagelang unter Neonröhren. Das Kunstlicht zerstört wertvolle Vitamine. Immer wieder nass gespritzte Blätter täuschen Frische vor, tatsächlich schwemmt das Wasser die wasserlöslichen Vitamine der B-Gruppe, Niacin, Folsäure, Pantothensäure, Biotin sowie Vitamin C aus. Treibhausware besitzt weniger Nährwert und ist mit Düngemitteln belastet. Überseeware ist unreif geerntet, wodurch die Qualität solcher Früchte minderwertig ist.

Die frischesten Lebensmittel stammen aus der nächsten Umgebung und sind in der aktuellen Jahreszeit gereift. Doch das Bewusstsein für Saisonangebote schwindet. Wer weiß noch, dass Tomaten und Paprika zum Sommergemüse gehören und Äpfel im Spätsommer und Herbst reifen. Sie liegen zwölf Monate im Jahr auf dem Markt – zu gestaffelten Preisen und in unterschiedlicher Qualität.

Die Lebensmittelauswahl für die Ayurveda-Ernährung richtet sich nach dem Frühjahrsangebot, da jetzt eine Kur am besten wirkt. Wer im Herbst abspeckt, tauscht einzelne Gemüsesorten einfach aus, wobei Sie darauf achten sollten, dass deren Geschmacksrichtung der der Frühjahrssorten entspricht.

Die Lebensmittel

Die ayurvedische Ernährung versorgt ausreichend mit Vitaminen, Mineralien und Spurenelementen. Die täglich notwendigen Nährstoffe sind beim Abnehmen garantiert. Scharfe, bittere und herbe Gemüse sowie Blattsalate enthalten reichlich Vitamine und Mineralien.

Getreide liefert Eiweiß und Kohlenhydrate. Pflanzliches Eiweiß erhalten Sie zusätzlich mit Hülsenfrüchten und Tofu. Früchte und Trockenfrüchte bieten weitere Kohlenhydrate und Vitamine. Trockenobst hat einen sehr hohen Nährwert. Fette mit einfach bis mehrfach ungesättigten Fettsäuren kommen nur sehr gering dosiert an die Gerichte, sodass gerade die Aufnahme von fettlöslichen Vitaminen gewährleistet ist.

Gemüse

Das Gemüseangebot konzentriert sich auf herbe, bittere und scharfe Sorten, aber auch süße Gemüse wie Karotten und

Zuckerschoten sind geeignet. Sind einzelne Früchte nicht auf dem Markt erhältlich, tauschen Sie sie gegen solche derselben Geschmacksrichtung aus.

Etwa die Hälfte der täglichen Speisen sollte aus Gemüse bestehen. Es liefert sättigende Kohlenhydrate sowie verdauungsfördernde Ballaststoffe. Sie garantieren ein langes Sättigungsgefühl. Am Abend beruhigen Kohlenhydrate und sorgen für eine angenehme Nachtruhe. Gemüsegerichte oder -suppen sind also ideale Abendmahlzeiten.

Die von westlichen Ernährungsberatern beschworene Rohkost liefert zwar mehr Vitamine und Mineralien, nur ist der Körper mit Rohem schnell überfordert. Magen und Darm spalten das rohe Gewebe nicht auf und der Körper scheidet die Nährstoffe ungenutzt aus. Wurzelgemüse wie Knollensellerie, Karotten, Pastinaken, Petersilienwurzel und Zwiebeln bekommen besser blanchiert beziehungsweise gedünstet. Kochen Sie Gemüse am besten ungeschält und nur kurz, in wenig Wasser. Die Nährstoffe sitzen direkt unter der Schale. Gießen Sie das Kochwasser von bitteren Gemüsesorten wie Artischocken, Chicorée oder Spargel nicht fort, es enthält die verdauungsfördernden Bitterstoffe und schmeckt zimmerwarm mit einem Spritzer Zitronensaft.

Hülsenfrüchte (Dhal) und Tofu

Hülsenfrüchte liefern hochwertiges Eiweiß, das besser zu verwerten ist als tierisches Eiweiß aus Fleisch, Fisch oder Eiern. Etwa 15 Prozent der täglichen Nahrung sollte aus Eiweiß bestehen. Aber nicht mehr, denn zu viel Eiweiß belastet den Stoffwechsel. Halten Sie die Portionen deshalb klein. Die traditionelle indische Ernährung besteht aus weniger Eiweiß als die westliche. Rote oder braune Linsen, Mungbohnen, Kichererbsen und gelbe Erbsen enthalten zudem einen hohen Anteil Kohlenhydrate und Ballaststoffe – sie sättigen rasch.

Tofu wird aus Sojamilch gewonnen, die durch Einweichen und Pürieren von Sojabohnen entsteht. Sojamilch ist eine sinnvolle Alternative für Kuhmilchallergiker (Reformhäuser, Naturkostläden). 100 Gramm Tofu enthalten lediglich fünf Gramm Fett und kein Cholesterin. Das pflanzliche Fett besteht zur Hälfte aus mehrfach ungesättigten Fettsäuren. Das sind essenzielle Fettsäuren, die der menschliche Körper nicht selbst herstellen kann; ohne sie setzen Mangelerscheinungen ein. Tofu ist reich an Mineralien, sein Lecithin stärkt, es ist unverzichtbar für Zellen- und Nervengewebe.

Dieses vegetarische Lebensmittel ersetzt schmackhaft Getreide, Fisch und Fleisch.

Salate

Kleine Portionen Salat – zum Beispiel mittags als Vorspeise – regen die Verdauung an. Bereiten Sie Salatsauce mit frischem Zitronensaft statt Essig, wenig kaltgepresstem Öl, Pfeffer und Senf statt Salz sowie vielen Kräutern zu. Tomaten sind zwar in Salaten ein vertrauter Anblick, doch die süß-säuerlichen Früchte sind für kein Dosha bekömmlich und ihre Haut ist gar nicht verdaulich. Ersetzen Sie deshalb Tomaten durch Paprika. Allerdings sind getrocknete Tomaten – gelegentlich genossen – eine gute Vitaminquelle.

Bekömmlicher als Tomaten sind Sprossen, die Sie selbst in zwei bis vier Tagen heranziehen oder abgepackt kaufen können. Gut sortierte Supermärkte und Gemüseläden bieten Linsen, Mungbohnen, Kichererbsen und Alfalfa einzeln oder gemischt an. Sprossen sind nach Vorliebe beziehungsweise Angebot austauschbar – alle schmecken scharf. Wer sie blanchieren möchte, taucht sie in einem Sieb kurz in heißes Wasser.

Gemüse, Salatblätter und Früchte bekommen am besten, wenn sie Zimmertemperatur haben, eiskalte dagegen schocken den Magen. Essen Sie reichlich Blattsalat. So wird gründliches Kauen geschult, die Verdauung erleichtert und Schlackenbildung verhindert.

Essen Sie Salat nie abends, weil er zu diesem Zeitpunkt nicht mehr in seine Bestandteile aufgespalten wird. Die Blätter bleiben stundenlang im Magen liegen, verrotten, gären und bilden Gase und Schlacken.

Bei dieser Gärung entstehender Fuselalkohol kann süchtig machen; manche »brauchen« abends ihren Salat. Die Folgen sind Blähbauch, Blähungen und Übersäuerung.

Obst

Früchte enthalten viel Wasser, was sie aus der Liste der zum Abnehmen geeigneten Nahrung auszuschließen scheint. Doch viele Sorten, besonders Beeren, gelten als leicht und bauen dadurch Kapha ab. Essen Sie deshalb alle herben und wasserarmen Obstsorten, aber keine massigen Früchte mit einer schweren Süße wie Avocados, Bananen, Feigen, Mangos, Papayas. Melonen sind wegen ihres hohen Wassergehalts zum Abnehmen ungeeignet. Die schweren Riesenfrüchte sind ein Beispiel für die unterschiedliche Wertung von ayurvedischer und schulmedizinischer Ernährungslehre: Westliche Diäten empfehlen Melonen wegen ihres niedrigen Kaloriengehalts.

Genießen Sie frische Früchte zum späten Frühstück, gedünstet und scharf gewürzt sind sie leicht verdaulich. Werden sie nur ein bis zwei Minuten erwärmt, bleiben auch die wertvollen Vitamine erhalten. Zum Mittagessen regt Obst als

Starter die Produktion der Magensäure schwungvoll an. Als Dessert oder zum Abendessen dagegen belasten Früchte ebenso wie alles Rohe. Eine komplette Verdauung ist nun nicht mehr gewährleistet. Zu diesem Zeitpunkt kann es zu einer Übersäuerung durch die Fruchtsäure kommen.

Da Vitamin C Fett abbauen hilft, sollten Sie pro Tag eine Zitrone, zwei Limonen, eine Orange oder eine Grapefruit verzehren. Mit frisch gepresstem Saft von den genannten Zitrusfrüchten können Sie Tees, Gewürzabkochungen, Gemüse und Suppen schmackhaft würzen.

Fruchtsaft stellen Sie mit einem kleinen Entsafter her. Lassen Sie frische Säfte nicht zu lange stehen, weil wasserlösliche Vitamine empfindlich sind und sich in Wärme und Licht schnell verflüchtigen. Fertigsäfte sind nicht empfehlenswert, weil sie meist mit Konservierungsstoffen versetzt sind, die das Getränk zwar haltbar machen, jedoch den Körper belasten.

Tipp

Man trinkt schneller als man kaut! Ein Viertelliter Karottensaft wird aus mindestens fünf Karotten gepresst. Beachten Sie, dass das eine große Mahlzeit ist und kein Getränk zum Durstlöschen beim Abnehmen.

TROCKENOBST

Bei einer Ayurveda-Ernährung dürfen Trockenfrüchte nicht fehlen. Doch sie enthalten viel Kohlenhydrate, die schnell sättigen. Deshalb sollten Sie Trockenobst nur in kleinen Mengen verzehren.

Sie können sie selbst herstellen oder auch in Reformhäusern oder Naturkostläden, wo sie ungeschwefelt erhältlich sind, einkaufen. Achten Sie darauf, dass getrocknete Bananen, Feigen sowie Datteln sehr süß und schwer sind. Sie sollten während des Abnehmens ganz vermieden werden.

Treten nach dem Genuss von getrockneten Früchten plötzlich Verstopfung oder Blähungen auf, ersetzen Sie Trockenfrüchte durch frisches Obst.

Getreide und Getreideprodukte

Getreide gilt – mit Ausnahme der herben Gerste – als süß und erhöht Kapha. Zudem entsteht bei der Verdauung von Getreide auch Säure. Getreidegerichte dürfen daher maximal zweimal pro Woche auf den Speiseplan.

Tipp

Essen Sie Getreideprodukte auch später nicht täglich! Das »Abendbrot« belastet weit mehr als gedünstetes Gemüse.

- Da Weizen Kapha fördert, eignet es sich überhaupt nicht zum Abnehmen – das gilt auch für Nudeln oder Couscous aus Hartweizengrieß. Zwieback und Vollkorn-Knäckebrot enthalten ebenfalls Weizenmehl. Weichen Sie deshalb auf knusprige Roggenschnitten und Roggen-Knäckebrot aus.
- Ungeschälter, so genannter Naturreis ist als schwer einzustufen, geschälte Reiskörner dagegen sind laut ayurvedischen Ernährungsberatern leichter – also auch leichter verdaulich. Ideal zum Abnehmen sind Basmatireis und roter Reis, die beide in asiatischen Lebensmittelgeschäften erhältlich sind.
- Sämtliche Mehlprodukte – Brot, Brötchen, Kuchen, Gebäck – stärken energetisch das Erdelement. Weißmehl-

produkte können außerdem zu Verstopfung führen. Wer jedoch dauerhaft auf Brot nicht verzichten mag, kann auf Knäckebrot oder getoastete Brotscheiben ausweichen, denn wasserreduziertes Brot ist leichter bekömmlich. Außerdem sättigt es - genau wie älteres Brot - schneller. Vermeiden Sie jedoch möglichst Hefeprodukte, weil sie eine Gärung auslösen könnten.

- Müsliflocken von Amarant, Dinkel, Gerste, Grünkern, Hafer und Roggen schmecken allein oder gemischt. Dazu passen ungesüßte Maisflocken, Berberitzenbeeren und Kleie. Die Auswahl in Reformhäusern, Naturkostläden und gut sortierten Supermärkten ist groß. Kaufen Sie keine Müslimischungen, weil sie meistens Zucker, manchmal sogar Schokolade enthalten. Wer möchte, kann das Müsli erst 30 Minuten in warmem Wasser einweichen und anschließend ausgedrückt mit Obst und Obstsaft mischen oder fünf Minuten aufkochen. Kombinieren Sie Müsli entweder mit Obst oder mit Milchprodukten, aber nie mit süßen Früchten und Milch beziehungsweise Joghurt.

Milch und Milchprodukte

Wer bis Mittag ausreichend Eiweiß zu sich nimmt, garantiert dem Körper die notwendige Energie für die Tagesarbeit. Beim Abnehmen brauchen Sie 60, danach bis zu 70 Gramm täglich. Eine Portion Speisequark (20 % Fett i. Tr.) von 150 Gramm enthält zum Beispiel 16 Gramm Eiweiß, 100 Gramm Hülsenfrüchte bis zu 30, 100 Gramm Getreide 10 bis 12 Gramm.

Kuhmilch schmeckt süß und gehört zu den schweren Nahrungsmitteln. Sie wird als schleimig und kalt eingestuft, stärkt das Wasser- und Erdelement, baut also Kapha auf. Ziegenmilch schmeckt herb, ist leicht und stärkt das Luftelement, womit sie die Fähigkeit hat, Kapha abzubauen. Die Ursache dieses Unterschiedes liegt im Futter von Kühen und Ziegen. Kuhmilch erhält ihren Geschmack von süßen Gräsern, die die Kühe als Futterpflanzen bevorzugen, Ziegen dagegen ernähren sich von herben Blättern und Gräsern, die ihrer Milch das herbe Aroma verleihen. Das können Sie deutlich riechen. Wer also abnehmen möchte, dem ist dringend zu empfehlen, die Ernährung auf Ziegenmilch und -joghurt umzustellen.

Milch verliert einen Teil ihres Nährwerts bereits fünf Stunden nach dem Melken und durch das Erhitzen gehen noch die Enzyme verloren. Wer auf dem Land lebt oder dort seinen Urlaub verbringt, sollte die Chance auf frisch gemolkene Rohmilch nutzen, ansonsten verzichten Sie besser darauf. Abgepackte Milch ist als Nahrungsmittel weitgehend wertlos. Nach ayurvedischen Quellen sollte Milch nach dem Abstillen eigentlich nicht mehr getrunken werden – die Ausnahme ist Rohmilch als Stärkung bei Krankheit, als Aphrodisiakum und als Trägersubstanz für Medikamente.

- Trinken Sie warme Milch mit einem scharfen Gewürz wie Ingwer. Milch und Milchprodukte enthalten Kasein, das beim Kontakt mit der Magensäure gerinnt und anschließend schwer aufzuspalten ist. Scharfe Gewürze fördern die Verdauung. Milch und Milchprodukte sollten nur bis zum Mittag gegessen werden, weil das enthaltene tierische Eiweiß den Körper abends belastet.
- Nach der ayurvedischen Ernährungslehre ist Joghurt pur kein geeignetes Lebensmittel. Entgegen der verbreiteten Meinung, Joghurt sei eine leichte Abendmahlzeit, ist er eher schwer verdaulich und übersäuert. Außerdem gilt Joghurt als schleimig, verstärkt Kapha dadurch und hilft somit trotz sei-

ner wenigen Kalorien nicht beim Abnehmen. Ein Gewürz-Lassi, ein mit Wasser verdünnter Joghurt mit scharfen Gewürzen, fördert jedoch die Verdauung. Das Getränk ist eines der Beispiele, wie ayurvedische Ernährungsexperten ein ungesundes Lebensmittel mit Gewürzen in ein gesundes verwandeln.

- Molke schmeckt süß und sauer zugleich, ihr herber Nachgeschmack macht sie leicht. Wenn Ihnen morgens die Zubereitung des Lassis zu viel Arbeit bedeutet, trinken Sie 300 Milliliter Molke.
- Quark gehört mit seinem säuerlichen und zugleich herben Geschmack noch zu den leichteren Lebensmitteln. Er gehört in kleinen Mengen auf die Speiseliste jeder Reduktionsdiät. Scharf gewürzt schmeckt und wirkt er noch besser.
- Käse zählt zu den reichhaltigen Nahrungsmitteln, vor allem cremige Sorten erhöhen Kapha massiv. Alter, harter Käse gilt zwar im Ayurveda als scharf, sollte aber beim Abnehmen nicht gegessen werden, weil sein Fett sehr nahrhaft ist und sein Salz die Wassereinlagerung fördert. Wer auf Käse nicht verzichten will, sollte ihn in kleinen Mengen und mit schwarzem Pfeffer gewürzt mittags als Vorspeise genießen. Abends wird Käse nicht mehr vollständig verdaut, bleibt im Magen liegen und verschlackt.

Fleisch, Wurst und Schinken

Fleisch – und damit sämtliche Fleischprodukte – sind nach der ayurvedischen Ernährungslehre als süß einzustufen. Geflügel gilt zwar auch als süß, doch Sushruta nennt es zugleich leicht und herb. Es ist daher beim Abnehmen in Maßen erlaubt. Weiße Fleischsorten, mageres Geflügel, Ziege, junges Lamm und mageres Wild sind ein- bis zweimal pro Woche akzeptabel. Hasenfleisch hat sogar den Ruf, Pitta zu erhöhen. Die Tradition, Wild nur an winterlichen Feiertagen zu verspeisen, wird von Ayurveda als sinnvoll erachtet.

Fleisch muss fettarm zubereitet werden. Günstig dafür ist eine Kombination aus scharfen Gewürzen und herben Kräutern, denn sie beschleunigen die Verdauung und verhindern Völlegefühl. Sowohl rohes Fleisch wie Tartar, Carpaccio als auch Trockenfleisch - Bündner Fleisch, geräucherter Schinken - sind extrem schwer verdaulich. Diese Speisen liegen am längsten unverdaut im Magen und bis zu zwanzig Stunden im Darm, was zu Schlackenbildung führt. Deshalb sollte man abends Fleisch und Wurst vom Speiseplan komplett streichen.

Wer unter erhöhtem Pitta leidet, sollte tierisches Eiweiß - vor allem mit Hormon- und Medikamentenrückständen - meiden, weil sonst die Gefahr einer Übersäuerung und Pitta-Vermehrung besteht.

Die Aufzucht der Tiere und ihre Schlachtung bestimmen die Fleischqualität. In Geflügelfarmen und Fischzuchten erhalten die Tiere Hormone zum schnellen Wachsen und Medikamente gegen hygienisch bedingte Krankheiten. Zusammengepfercht sind sie der Gefahr von Hautkrankheiten ausgesetzt, die die artgerechte Aufzucht verhindert. Seit Putenbrust als »mager und gesund« gilt, werden monströse Brüste gezüchtet. Die Tiere kippen um; die letzten Wochen vor der Schlachtung liegen die Puter. Aber sie wiegen fast doppelt so viel wie früher: etwa zwanzig Kilo. Gesundes Fleisch ist das nicht.

Fleisch ist kein Stück Lebenskraft! Es belastet. Tiere wie der Elefant oder Orang-Utan beweisen, dass Vegetarier stark sind. Kohlenhydrate aus Gemüse und Getreide versorgen weitaus besser mit Energie als Fleisch, Fisch und Eier. Wer nicht verzichtet, sollte bei Kleinbauern und Bio-Bauern kaufen. Andernfalls konsumieren Sie mit dem Fleisch Antibiotika gegen die Infektionen bei Massentierhaltung, Tranquilizer gegen Aggression und artwidriges Verhalten wie Kannibalismus unter Tieren sowie Desinfektionsmittel gegen Milben und Keime, die sich in den Gehegen bei bis zu fünfzig Kilo »Tiermasse pro Quadratmeter« günstig entwickeln.

Fisch und Meeresfrüchte

Die Unterscheidung zwischen See- und Süßwasserfischen wird in ayurvedischen Texten widersprüchlich gehandhabt. Manche plädieren für fettarmen Meeresfisch. Charaka verbietet beide Fischarten nicht, legt aber Wert auf die Verwendung von weißen, mageren Sorten. Dunkler Thun, Makrele, Hering (Matjes) und Sardine sind danach zu fett, ebenso Süßwasserfische wie Aal, Karpfen und Lachs.

Wie für Fleisch gilt auch für Fisch die schonende Zubereitung. Fettarm gegart mit Kräutern und pikant gewürzt ist er am bekömmlichsten. Zitronensaft fördert die Verdauung des tierischen Eiweißes. Gebratener, frittierter, panierter oder geräucherter Fisch ist fett, salzig und schwer. Fisch-Carpaccio, -tartar, in Zitrone roh marinierte Filets und Sushi liegen am längsten im Magen, sie verursachen Verdauungsbeschwerden und Übersäuerung.

Viele westliche Diäten empfehlen Meeresfrüchte als kalorienarm. Shrimps liefern zum Beispiel den gleichen Eiweißgehalt wie Makrelen, aber nur ein Zehntel ihres Fettgehalts. Ayurveda betont den negativen energetischen Aspekt: Krabben, Shrimps, Muscheln, Krebse, Langusten und Hummer bewegen sich langsam – eine Kapha fördernde Eigenschaft. Kapha sollte bei Übergewicht nicht noch verstärkt werden. Während des Abnehmens verzichtet man besser auf Meeresfrüchte.

Eier

Hühnereier enthalten weder Vitamine noch Mineralien oder Spurenelemente in nennenswerter Menge, mit Kohlenhydraten und Ballaststoffen versorgen sie überhaupt nicht. Selbst für die tägliche Ration Eiweiß müsste man neun Eier verschlingen. Das aber würde eine Menge Cholesterin, ein Blutfett, für zehn Tage bedeuten! Zum Vergleich: Die Eiweißmenge, die ein Ei hat, bieten 200 Gramm Magerjoghurt bei annähernd null Cholesterin. Darüber hinaus belasten Eier den Stoffwechsel stärker als Fleisch oder Fisch. Ayurveda spricht sich klar gegen den Konsum von Eiern aus: Sie sind für die Fortpflanzung von Hühnern notwendig, aber sie sind kein Lebensmittel.

Fette

Butter und Butterschmalz – das indische Ghee – schmecken süß. Öle sind zwar auch süß, haben aber einen herben Nachgeschmack. Alle gelten als schwer und erhöhen Kapha. Beim Abnehmen sollten Sie beachten, dass reine Fette eher eingelagert, Kohlenhydrate dagegen in Energie umgesetzt werden.

Wer auf Butter nicht verzichten mag, sollte sie selbst zubereiten: 250 Gramm süße Sahne etwa zehn Minuten mit einem elektrischen Mixstab schlagen. Dann setzt sich die hellgelbe Butter vom Milchwasser ab. Diese frische Butter gilt als leicht, weil die Masse von kleinen Luftlöchern durchzogen ist. Sie schmeckt intensiv süß.

Fette sind sparsam einzusetzen, doch ganz ohne Fett kommt man auch während des Abnehmens nicht aus. Die fettlöslichen Vitamine A, D, E und K nimmt der Körper nur in Verbindung mit

Öl, Butter oder Ghee auf. Karotten und Blattgemüse sind vom Nährwert uninteressant, wenn sie ohne Fett verzehrt werden, weil ihr Vitamin A dann nicht genutzt wird. Ein Teelöffel Fett genügt.

Ist das Fett reduziert, bestimmen frische Produkte, grüne Kräuter und Gewürzsamen den Geschmack. Fette gelten als Geschmacksträger. Doch die Kombination von Gemüsebouillon, reichlich Gewürzen und naturbelassenen Geschmacksstoffen garantiert auch bei fettarmen Gerichten intensiven Geschmack.

Es ist sinnvoll, zwischen Ölen mit einfach und mehrfach ungesättigten Fettsäuren abzuwechseln, weil die gesättigten den Cholesterinspiegel ungesund ansteigen lassen, einfach ungesättigte Fette dagegen reduzieren LDL-Cholesterin. Auch mehrfach ungesättigte senken den Cholesterinspiegel und unterstützen den Abbau der Stoffwechselschlacken im Blut.

Indische Rezepte enthalten stets Ghee. Es belebt und gilt als Hirntonikum. Selbst hergestellt (siehe Seite 76 f.) – am besten aus selbst geschlagener Butter – ist es qualitativ wertvoller als industrielles.

VORSICHT: VERSTECKTE FETTE

Wurst, Aufschnitt und Schinken enthalten die so genannten versteckten Fette, die Sie beim Kampf gegen Übergewicht meiden sollten. Das gilt auch für gehaltvolle Milchprodukte wie Sahne, Creme double, Käse, Gebäck, Kuchen und Süßigkeiten, Fastfood, Fertiggerichte, Fertigsaucen und -suppen. Auch minderwertige Rohstoffe, geschmacksarme Weißmehlprodukte und Dosengerichte kommen ohne den Geschmacksträger Fett nicht aus.

Süßmittel

Honig gilt nach Ayurveda als scharf, auch ein wenig herb. Er wirkt auf alle drei Doshas günstig und reduziert Kapha. Nach Sushruta sollte er jedoch nie erhitzt oder bei hohen Temperaturen gegessen werden. Beim Abnehmen hilft Honig, Fett zu reduzieren. Dazu reicht schon ein halber Teelöffel in warmem Wasser aufgelöst mit einem Spritzer Zitronensaft am Morgen.

Auf Zucker und Schokolade sollten Sie beim Abnehmen vollständig verzichten. Das Verlangen nach Süßem befriedigt auch natürlicher Fruchtzucker aus süßen Beeren, Aprikosen, süßlichen Äpfeln oder Birnen und Trockenfrüchten. Auch süße Gemüsesorten wie Karotten, Kürbis, Zuckerschoten oder ungesüßte Maisprodukte stillen den Hunger auf Süßes. Verwenden Sie möglichst keine künstlichen Süßmittel, da sie den Körper wie Vitamin- und Mineralienpräparate belasten.

Wer Süßes als »Nervennahrung« kennt, sucht sich besser andere Formen der Entspannung wie zum Beispiel autogenes Training, Yoga, Meditation, Mantras singen, rückenschwimmen, Spaziergänge, Vogelgesang oder meditativer Musik lauschen, musizieren, malen. All das bietet Beruhigung ohne Gewichtszuwachs.

Kräuter und Heilpflanzen

Frische Kräuter schmecken herb oder bitter. Sie bauen Kapha ab und unterstützen das Abnehmen. Ihre Bitterstoffe helfen der Leber beim Entgiften. Gewürzsamen gemischt mit Kräuterblättchen stärken nach dem Essen die Verdauung. Sie schmecken auch gut zusammen mit einem Löffel Sonnenblumen- oder Kürbiskernen, Sesam beziehungsweise Kokosflocken.

Am besten ziehen Sie Kräuter selbst im Blumentopf, damit sie Ihnen jederzeit frisch zur Verfügung stehen. Kochen Sie

Kräuter nie mit, sondern streuen Sie sie auf die fertigen Gerichte, und hacken Sie sie nicht zu klein, weil ganze Blätter zum gründlichen Kauen einladen. Die später folgenden Rezepte enthalten Vorschläge, die Sie nach Vorrat und Geschmack variieren können (siehe Seite 103 ff.).

Heilpflanzliche Stärkung

Ayurvedische Heilkräuter, die im Ayurveda-Versand oder in der Apotheke erhältlich sind, unterstützen das Abnehmen. Sie heißen auf Sanskrit »Rasayanas«, Stärkungs- beziehungsweise Verjüngungsmittel. Diese Nahrungsergänzungsmittel bestehen aus vitamin- und mineralienreichen Früchten, Heilpflanzen und Gewürzen. Ein gehäufter Teelöffel Rasayana täglich stärkt und ersetzt nach dem Sport oder einer Schwitzkur die verlorenen Mineralien. Natürliche Vitaminpräparate nimmt der Körper besser auf als synthetisch hergestellte. Die Einnahme synthetischer Präparate ist zwar bei Reduktionsdiäten sehr verbreitet, aber es ist nicht gesichert, wie viele dieser Vitamine und Mineralien der Körper tatsächlich behält und nutzt.

TRIFALA-GUGGUL

Trifala ist eine Vitamin-C-reiche Mischung aus getrockneten Pflanzen in Pulverform und Guggul ist das Harz der indischen Myrrhe. Es schmeckt scharf, reduziert Kapha und baut Stoffwechselschlacken ab. Gleichzeitig beruhigt es Vata, weshalb die Einnahme während der Vier-Wochen-Kur empfohlen wird. Diese Kombination aktiviert den Stoffwechsel nachhaltig, senkt die Blutfettwerte und den Cholesterinspiegel. Vitamin C ist darüber hinaus an der Umwandlung der Nahrung in Energie beteiligt.

Tipp

Der tägliche Bedarf von 75 Milligramm Vitamin C für Erwachsene erhöht sich bei körperlich schwer Arbeitenden oder sportlich Aktiven, unter Stress, bei Rauchern und Frauen, die die Antibabypille einnehmen.

Trifala-Guggul ist in Deutschland als rein pflanzliches Nahrungsergänzungsmittel in Apotheken oder im Ayurveda-Versand rezeptfrei erhältlich. Es ist ein reines Naturprodukt, von dem ein Gramm täglich über mehrere Monate bedenkenlos eingenommen werden kann.

Intensivieren können Sie diese Wirkung noch durch Vitamin-C-reiche Früchte und Gemüse wie Erdbeeren, Hagebutten, schwarze Johannisbeeren, Kiwis, Papaya sowie Zitrusfrüchte, aber auch Blumenkohl, Brennnesselblätter, Brokkoli, Brunnenkresse, Kartoffeln, Kohl, Kohlrabi, Paprika, Sauerampfer und Spinat.

Tipp

Bei einer Lagerung in Wärme, Licht oder Nässe verflüchtigt sich Vitamin C und beim Erhitzen gehen bis zu 40 Prozent verloren.

TRIKATU

Der Name steht für den Inhalt: »Die drei Scharfen« ist eine Gewürzmischung aus langem Pfeffer (Piper longum), schwarzem Pfeffer und getrocknetem Ingwer. Trikatu fördert die Verdauung und baut – wie alles Scharfe – Kapha ab. Trinken Sie täglich einen halben Teelöffel des Pulvers in einem Glas warmem Wasser aufgelöst oder würzen Sie das Essen damit. Langen Pfeffer erhalten Sie in Ayurveda-Versandhäusern unter dem Namen »Pippali« oder Sie kaufen gleich die Mischung Trikatu.

Als Verdauungshilfe können Sie Trikatu auch kombinieren. Mischen Sie dazu einen gestrichenen Teelöffel mit der gleichen Menge Steinsalz und vier Teelöffel Kreuzkümmel und bewahren Sie die Mischung trocken auf. Kauen Sie gründlich nach jedem Essen ein viertel Teelöffel zusammen mit einem Spritzer Zitronensaft.

BERBERITZENBEEREN

Berberitzen wachsen als Sträucher im Himalaja und Nilgiri Gebirge. Ihre kleinen Früchte schmecken sauer und sind reich an Vitamin C. Die Beeren regen den Stoffwechsel der Leber an und gelten als Tonikum, das entgiftet, das Blut reinigt und beim Fettabbau hilft. Sie sind in Reformhäusern und im Ayurveda-Versand erhältlich.

Viele der später nachfolgenden Rezepte enthalten getrocknete Berberitzenbeeren. Sie können in Salate, Saucen und Gemüsegerichte, sogar in Müsli und auf Frischobst gestreut werden, schmecken aber auch mitgekocht in Saucen und Suppen. Probieren Sie sie auch einmal als Ersatz für Preiselbeeren.

Gewürze

Wie Sie bereits wissen, baut alles Scharfe Kapha ab. Es erhitzt den Organismus und erhöht den Energiegrundumsatz, deshalb tauchen so viele scharfe Gemüsesorten und Gewürze in den Rezepten auf. Sie regen den Stoffwechsel an, bauen Schlacken ab und wirken langfristig verjüngend, denn ohne belastende Stoffwechselreste ist die Haut besser durchblutet, also auch besser versorgt. Dadurch wird sie straffer und rosiger.

In der ayurvedischen Küche werden ganze Gewürzsamen, frisch gehackte Wurzeln wie Ingwerwurzel, Galgant, Meerrettich, Petersilie mit gewürfelten Zwiebeln oder klein geschnittenem Knoblauch trocken beziehungsweise in Ghee eine Minute geröstet. Das intensiviert ihren Geschmack. Beachten Sie jedoch, dass erhitzter Senfsamen im Topf hochspringt. Damit nichts anbrennt, muss unablässig gerührt werden. Traditionell werden Zwiebeln und Knoblauch nie zusammen in einem Gericht verwendet, weil beide Geschmacksrichtungen stark dominieren. Verströmen die Gewürze einen angenehmen Geruch, geben Sie das vorbereitete Gemüse dazu, gießen eventuell etwas Flüssigkeit an und lassen alles zusammen zugedeckt garen.

Viele Gewürze schmecken abgekocht besonders gut und ersetzen während des Abnehmens Limonaden und Säfte. In Südindien sind Pfeffer- und Chiliwasser sehr beliebt. Eine Lorbeer- oder Wacholderabkochung kurbelt die Verdauung an und entschlackt.

Vorsicht bei scharfen Gewürzen während der Wechseljahre mit ihren Hitzewallungen, im Sommer, bei hohem Blutdruck oder einer Neigung zu Aggression – kurz: bei erhöhtem Pitta. Mit Pfeffer und Chili steigt das Dosha an.

Nüsse und Samen

Nüsse, Mandeln, Kokosflocken, Sesam, Kürbis- und Sonnenblumenkerne gelten als schwer, weil sie alle reichlich Fett enthalten: 100 Gramm Nüsse zum Beispiel 40 bis 60 Gramm. Das übersteigt bereits die Tagesration, die während des Abnehmens höchstens empfehlenswert ist! Deshalb dürfen Sie sie nur löffelweise verzehren.

Eine Ausnahme stellt eine streng vegetarische Ernährung ohne Milchprodukte dar, hier liefern Nüsse neben Hülsenfrüchten notwendiges Eiweiß.

Light-Produkte

Frühe ayurvedische Experten kannten die »schlanken Produkte« noch gar nicht, dennoch warnten sie vor vorgefertigter Nahrung, weil ihr Geschmack verfälscht und sie nicht frisch sei. Deshalb wird ihre Qualität auch nach der ayurvedischen Ernährungslehre genau wie Aufgewärmtes als tamasisch eingestuft.

Kein so genanntes fettreduziertes Produkt garantiert, dass es tatsächlich fettarm ist. Der Begriff »light« bedeutet lediglich, dass von dem vielen Fett ein wenig abgeschöpft wurde. Ein Beispiel: Der Unterschied zwischen einem Vollmilch-Joghurt mit 3,5 Prozent Fett und einem »Light-Joghurt« liegt zum Teil bei nur drei Kalorien. Davon können Sie sich selbst ein Bild machen, wenn Sie die Verpackungsaufschrift durchlesen.

Obst, Gemüse und Getreide in geringen Mengen sind die Light-Produkte der Natur. Wer fettarm und kalorienreduziert essen will, sollte die Mengen verkleinern, lieber auf Qualität als auf Quantität achten und keine übertriebene Angst vor Fett entwickeln. Bedenken Sie, dass ein Teelöffel Speiseöl nur vier Gramm wiegt und 36 Kalorien liefert. Wenn Sie diese Dosis ein- bis zweimal täglich zu sich nehmen, ist das nicht schädlich, sondern sogar gesund. Kaufen Sie Magerquark und Magerjoghurt, schlagen Sie den Quark mit Mineralwasser glatt und verdünnen Sie den Joghurt mit Wasser, nicht mit Milch.

Getränke

Heißes Wasser entschlackt und wirkt harntreibend. Die warme Flüssigkeit reduziert Kapha ebenso wie Vata, was ideal fürs Abnehmen ist. Trinken Sie vom Aufstehen bis zum Abendessen jede Stunde eine Tasse heißes Wasser oder Ingwerwasser. Bei

Hitze ist natriumarmes, stilles Mineralwasser, das Zimmertemperatur hat, ein gut geeignetes Getränk.

Zum Essen kann ein wenig Warmes getrunken werden: Wasser, Ingwerwasser oder Kräutertee. Die Flüssigkeit garantiert einen weichen Speisebrei, der rasch aufgespalten werden kann. Trinken Sie aber nicht zu viel, sonst ist das Essen so verdünnt, dass nicht mehr ausreichend Magensäure bereitgestellt wird.

Kalte Getränke während oder direkt nach einer Mahlzeit versetzen den Magen in einen Kälteschock. Die Folge ist eine unterbrochene und anschließend verlangsamte Verdauung. Das erhöht Kapha, lässt Schlacken entstehen und fördert Fetteinlagerung statt Umwandlung in Energie. Kaltes Wasser kann also trotz null Kalorien dick machen.

Außerdem sollten Sie Frühstücksgetränk und Abendgetränk variieren. Trinken Sie nicht immer das Gleiche. Das erhöht ein Dosha. Schwarzer Tee und Kaffee sind zwar nicht verboten, aber mehr als zwei bis drei Tassen täglich beeinflussen langfristig den Kreislauf und machen abhängig. Wer die aufputschende Wirkung abschwächen möchte, gibt ein wenig frisch geriebene Ingwerwurzel in den Tee und pulverisierte Muskatnuss und Kardamom in den Kaffee. Zimt passt zu Tee wie Kaffee.

- Kaffee schmeckt bitter und herb. Er ist als Dauergetränk nicht geeignet. Kaffee ist auch kein Durstlöscher. Genießen Sie eine Tasse zum späten Frühstück oder am Nachmittag. Seine aufputschende Wirkung ist in einer Arbeitspause – zum Beispiel wenn am Nachmittag in der Vata-Phase zwischen 14 und 18 Uhr Energie fehlt – willkommen. Getreidekaffee enthält Zichorienwurzeln (Wegwarte). Sie baut Kapha und Pitta ab und ist ein ideales Getränk an hektischen Tagen.

- Schwarzer Tee schmeckt herb. Außerdem sollten Sie beachten, dass er in größeren Mengen oder lange gezogen Verstopfung auslösen kann. Verwenden Sie möglichst keine Teebeutel, weil diese die Reste der Teeblattsortierung von minderer Qualität enthalten. Kaufen Sie lose Teeblätter und experimentieren Sie mit getrockneten Blütenblättern.
- Grüner Tee ist nicht fermentiert, die Blätter wurden lediglich getrocknet. Er entwässert wie Mate. Wer grünen Tee ohne seine herbe Geschmacksnote schätzt, brüht ihn mit 60 bis 80 °C warmem Wasser einmal kurz auf, gießt ihn ab und brüht dieselben Blätter erneut auf.
- Rooibusch-Tee wird aus den Blättern und Zweigspitzen eines immergrünen Strauchs in Südafrika gewonnen. Während der Trocknung entwickeln die Pflanzenteile ihr Aroma. Rooibusch enthält kein Koffein und nur wenig Gerbstoffe – aber 15 mg Vitamin C pro 100 g Tee.
- Eine echte Alternative zu schwarzem und grünem Tee sowie Kaffee sind Kräutertees. Zum Beispiel das von der ayurvedischen Ernährungslehre als scharf und zugleich bitter eingestufte Zitronengras schmeckt abgekocht sehr angenehm. Überbrühen Sie frisch abgezupfte Blätter von Pfefferminze, Rosmarin, Salbei, Thymian oder Zitronenmelisse. Alle Kräutertees können nach folgendem Rezept zubereitet werden: 1 bis 2 gehäufte Teelöffel Pflanzenblüten und Kräuterblätter mit einem Becher kochendem Wasser übergießen, 10 Minuten ziehen lassen, abseihen und warm trinken. Die Menge ist abhängig von der Geschmacksintensität der Blätter und Blüten.

ALKOHOL

Wer nicht auf Alkohol verzichten mag, trinkt am Abend ein Glas trockenen, säurearmen Weißwein oder herbes Bier zum Essen. Wein und Bier fördern jedoch Übersäuerung. Wer schnell abnehmen möchte, verzichtet besser darauf. Aperitifs regen den Appetit an. Alkohol macht auch noch nach dem Essen weiteren Hunger. Er sättigt trotz seines hohen Energiegehalts nicht und bremst gleichzeitig den Fettabbau.

Die ideale Zubereitung zum Abnehmen

Sie sollten beim ayurvedischen Kochen grundsätzlich alle Extreme vermeiden. Das heißt, dass die Speisen weder ganz trocken noch dünnflüssig serviert werden sollten. Sehr Öliges oder Fettes ist ebenso ungesund wie völlig fettfreie Kost, kochend heißes Essen genauso schlecht wie eiskaltes. Essig und Zitronensaft sollten verdünnt an die Speisen kommen und Salz sollte nur in geringen Mengen und Zucker überhaupt nicht verwendet werden. Außerdem empfiehlt es sich, abwechslungsreich zu würzen.

Da alles Warme dem kalten Kapha zuträglich ist, dünsten oder dämpfen Sie die meisten Gerichte. Beginnen Sie nicht zu früh, sonst wird das Gemüse weich oder muss warm gehalten werden und lange Kochzeiten zerstören natürliche Nährstoffe. Die Speisen sollen bissfest sein. Um Fett zu sparen, garen Sie am besten in Gemüsebouillon.

- Dampfkochtopf oder Dampfkörbchen mit Deckel ermöglichen die schonende Zubereitung von Lebensmitteln.
- Eine beschichtete Pfanne, eine Stahlpfanne oder einen flachen Stahltopf benötigen Sie zum Braten mit minimalen Fettmengen. Auf glattem Metall verläuft ein Teelöffel Öl bei hoher Hitze schnell, das Gemüse kann nebeneinander ausgebreitet anbraten und zieht rasch Saft.

- Beim separaten Anbraten der Gewürzsamen in wenig Ghee hilft ein kleines Portionspfännchen.
- Ein elektrischer Blitzhacker oder Mixstab erleichtert das Pürieren der Gemüsecremes und Suppen. Sie können auch Kräuter pürieren, wenn die klein gehackten Blätter noch zu hart sind.
- Essen Sie nichts direkt aus dem Kühlschrank, sondern stellen Sie Salatzutaten und das vorbereitete Mittagessen eine Stunde vor dem Verzehr in die Küche.

Der beim Kochen entstehende Geruch von Speisen und Gewürzen macht Appetit und das ist gerade beim Abnehmen gefährlich. Sie sollten erst kurz vor dem Essen kochen, zügig arbeiten und während des Kochvorgangs gut lüften. Beim Einkaufen empfiehlt es sich, Imbissbuden, Restauranteingänge und Marktstände, die Häppchen anbieten, zu meiden. Lassen Sie sich nicht verführen! Plötzlichen Heißhunger können Sie leicht mit einem Glas warmem Kräutertee oder warmem Ingwerwasser in den Griff bekommen.

Unverträgliche Nahrungsmittel

Einige Lebensmittel dürfen nach Ayurveda nicht miteinander kombiniert werden, weil sie die Verdauung blockieren. Diese Gebote wurden bei der Zusammenstellung der Rezepte beachtet. Wer Nahrungsmittel austauscht, muss diese Unverträglichkeiten berücksichtigen.

- Essen Sie nie Fleisch, Fisch und Eier zugleich an einem Tag und kombinieren Sie diese nicht mit Milchprodukten, weil eine Mahlzeit nur eine Art tierisches Eiweiß enthalten soll. Das bedeutet: Fleisch oder Fisch immer ohne Sahnesauce, Fleisch oder Fisch nicht mit Käse überbacken, Fleischsaucen nicht mit Käse bestreuen, Hackfleisch nicht mit Eiern vermengen, Fleisch oder Fisch nicht in Schweineschmalz, Butter oder Ghee anbraten.

- Obst – besonders saures Obst und Zitrusfrüchte – sollte nicht mit Joghurt vermischt werden, da zwei so unterschiedliche Geschmacksrichtungen wie süß und sauer unverträglich sind. Auch Bananen- und Mango-Lassi sind ungünstige Kombinationen. Essen Sie Milchprodukte zum Frühstück und Obst mittags oder umgekehrt, beides gehört jedoch nach dem Mittagessen nicht mehr auf den Tisch.
- Zitronen sollen nicht zusammen mit Gurken oder Melonen gekocht beziehungsweise roh zubereitet werden. Bei einer Kapha-Ernährung meiden Sie die wasserreichen Früchte besser ganz.
- Die Nachtschattengewächse Auberginen, Kartoffeln und Tomaten dürfen nicht mit Joghurt und Milch oder Melonen sowie Gurken verarbeitet werden. Tomaten sind für die Verdauung generell problematisch.
- Süßer Mais darf nicht mit süßen, getrockneten Früchten vermischt werden, weil diese Kombination zu süß, das heißt zu schwer ist.
- Essen Sie Honig nicht mit süßem Getreide – träufeln Sie also keinen Honig auf Müsliflocken. Honig gehört ebenso wenig zu Fisch oder Fleisch. Er soll auch nicht erhitzt werden und nicht zu heißen Speisen oder Getränken verzehrt werden. Er kann jedoch in warmem Wasser aufgelöst werden – nicht in kochendem.
- Bei erhöhtem Kapha gelten die folgenden Lebensmittel allein oder in Kombinationen als gesundheitsschädigend: Wassermelonen, Tomaten, Weizenprodukte, unverdünnter Joghurt, Käse, besonders harter Käse, Süßigkeiten, Schokolade und Kuchen, Sahne sowie Eiscreme.

Das Abnehmen vorbereiten

Veränderung bedingt Umdenken. Wer seine Figur ändern möchte, muss zuerst seine Einstellung zum Thema Ernährung überdenken: zum Einkaufen, der Vorratshaltung, dem Kochen und Essen. Kapha abbauen bedeutet loslassen – die Pfunde an Kinn, Bauch, Hüfte und Po, aber auch die alte Lebenseinstellung, die Unzufriedenheit und Passivität.

Kapha fördert Trägheit, Selbstmitleid und Depression. Es ist typisch für dieses Dosha, den Ist-Zustand eher zu ertragen als aktiv zu werden. Ändern Sie sich trotzdem, einmal aufgerafft, schenkt Kapha die Energie, durchzuhalten. Betrachten Sie die vier Wochen als Chance, die Ernährung neu zu planen und sich umzuerziehen.

Eine ayurvedische Ernährung kann neben dem Wunschgewicht eine unternehmungslustigere Persönlichkeit aus Ihnen machen. Wer erkennt, dass zu viel Kapha nicht nur körperlich, sondern auch geistig träge macht, verlässt die alten Bahnen. Lifestyle ist eine Frage des Doshas.

Tipp

Während der vierwöchigen Kur können psychische Konflikte auftreten. Machen Sie sich darauf gefasst. Verstärktes Träumen, die Aufarbeitung weit zurückliegender Probleme kann einsetzen, weil der Körper nicht nur Schlacken und Fettdepots auflöst, sondern auch verdrängte Gedanken zutage treten. Wer Fastenerfahrung hat, kennt diesen Effekt.

Planung und Zielsetzung

Normalerweise weiß man abends gar nicht, wie viel und wann man über den Tag hinweg gegessen und auch zwischen den Mahlzeiten dies und das achtlos in den Mund gesteckt hat. Für den Erfolg des Abnehmens ist es jedoch sehr wichtig, das Essverhalten zunächst bewusst zu machen. Schreiben Sie deshalb vor der Ernährungsumstellung einen Tag lang alles auf, was Sie essen und trinken und notieren Sie ganz genau jeden Happen, den Sie zwischendrin genascht haben.

Nehmen Sie sich darüber hinaus ein Ziel vor, das Sie erreichen wollen. Wie wollen Sie zum Beispiel in einem Monat, in einem Vierteljahr, in einem Jahr aussehen? Setzen Sie sich Etappenziele, die erreichbar sind, und halten Sie den aktuellen Stand und das Ziel schriftlich fest. Ausgangs- und Endpunkt dürfen nicht vergessen werden, nur so ist ein Erfolg möglich.

Aktuelles Gewicht:	____ Kilogramm
Übergewichtig seit:	____ Monaten / Jahren
Dauer des Abnehmens:	____ Wochen / Monate
Angestrebtes Wunschgewicht:	____ Kilogramm
Veränderte Ernährung:	____________________ (zum Beispiel Anzahl der Mahlzeiten, vegetarische Kost, Verzicht auf Wurst, Schinken, Käse, Gestaltung der Mittagspausen an Arbeitstagen, Art des Abendessens)
Veränderter Lebensstil:	____________________ (zum Beispiel Aktivitäten, Freizeitgestaltung, Sport)
Angestrebte körperliche Veränderungen:	____________________ (zum Beispiel kein Bauch, kein Doppelkinn, dünnere Oberarme und Oberschenkel; kleinere Kleidergröße)

Das Abnehmen hat seine Jahreszeit

Frühling und Herbst sind ideale Zeiten zum Abspecken. Diese vorwiegend feuchten Übergangsmonate gehören zur Kapha-Phase, die Kraft schenkt. Die Erhöhung des schweren, kalten Doshas im regnerischen Frühling war weise von der Natur geplant, denn ursprünglich sollte die feucht-kalte Energie des Winters vor der zu erwartenden Wärme des Sommers schützen. Ein schwerer Körper ist gegen die auszehrende Hitze eben besser gewappnet. Doch heute sind die Menschen dem Klima nicht mehr schutzlos ausgeliefert. Heizung und Klimaanlage, Hausmauern und flexible Kleidung machen den inneren Schutz überflüssig. Über den Winter gehortete Pfunde belasten nur. Da hilft die Frühjahrskur! Sie baut mit dem Fett das angesammelte Kapha im Körper ab und ist so die beste Vorbeugung gegen Erkältungs- und Grippewellen. Klassische Krankheitszeichen für zu viel Kapha sind Schnupfen, Nebenhöhlenverschleimung und Heuschnupfen.

Die extremen Temperaturen von Winter und Sommer dagegen eignen sich weniger zum Abnehmen. Vata ist bei Kälte bereits wetterbedingt erhöht und beim Abnehmen schwillt das Dosha weiter an. Im Winter benötigt der Körper nicht weniger, sondern eher mehr Nahrung. Im Sommer herrscht Pitta vor, die Energie zum Durchhalten fehlt. Außerdem fördert Pitta aggressive Reaktionen und Wutanfälle, die beim Abnehmen einsetzen könnten.

Essenszeiten und Fastenzeiten

Die Doshas bestimmen den Tagesablauf wie die Jahreszeiten. Der Tag beginnt um sechs Uhr früh mit der Kapha-Zeit. Noch ist der Körper nicht auf Verdauung eingestellt, ein Getränk genügt. Wer morgens üppig wie ein König frühstückt, nährt einen königlichen Bauch. Die Nahrung belastet, weil sie so früh noch nicht in Energie umgesetzt wird.

Um zehn Uhr beginnt mit Pitta die optimale Verdauungsphase: Jetzt schmeckt bei Hunger ein kleines Frühstück. Müsli mit Obst und Obstsaft oder mit Joghurt, Roggenbrot mit Quark, frisch gepresste Frucht- oder Gemüsesäfte, gedünstetes Obst mit Körnern werden am Vormittag gut vertragen. Wer wochentags das Frühstück unmöglich auf zehn Uhr legen kann, lässt es ausfallen oder isst früher so wenig wie möglich. Probieren Sie, mit einem Glas erwärmter, gewürzter Milch oder Lassi auszukommen.

Die Pitta-Phase reicht bis 14 Uhr, die Hauptmahlzeit fällt in diese Zeit. Das Mittagessen beginnt zwei bis drei Stunden nach dem Frühstück. Erst wenn der Magen leer ist, folgt die nächste Mahlzeit. Dann tischen Sie alles schwerer Verdauliche auf: süßes Obst, Milchprodukte, Fleisch, Fisch oder Getreide. Es ist sinnvoll, von den mühsam aufzuspaltenden Nahrungsmitteln täglich nur eines zu verzehren, also Fisch oder Fleisch, Getreide oder Milchprodukte zum Gemüse. Die Hauptmahlzeit mit mehreren Gängen wird in fünf Stunden verdaut.

Gegen 18 Uhr setzt Kapha noch einmal ein, das Dosha erschwert die Verdauung. Die Abendmahlzeit muss daher zwischen 18 und 19 Uhr liegen und möglichst aus fettarm zubereitetem Gemüse, Nudeln, Reis oder Tofu mit Gemüse bestehen, aber nicht aus Fleisch oder Fisch, Milchprodukten, Salaten oder Obst. Alles Rohe, kalter Joghurt und Pilze kann der Körper abends nicht mehr aufspalten, es verschlackt. Jeder Bissen nach 20 Uhr belastet und wird an diesem Tag nicht mehr verdaut. Die Ursache dafür ist, dass am Abend der Stoffwechsel nachlässt und der Körper sich regeneriert, statt Energie zu verbrauchen. Eine Umwandlung der Nahrung ist nicht mehr notwendig. Während der frühen Nacht ruht der Magen-Darm-Trakt. Erst in der zweiten Nachthälfte ab zwei Uhr, wenn Vata - das Dosha der Bewegung - aktiv wird, arbeitet auch der Darm wieder.

Diese Verdauungsphasen sind von der Schulmedizin bestätigt. Während der nächtlichen Pitta-Phase zwischen 22 und 2 Uhr verdaut der Körper geistig - in Träumen. Wer spät ins Bett geht, kennt Heißhungerattacken gegen Mitternacht. Sie werden vom ebenfalls aktiven Pitta ausgelöst, doch im Gegensatz zum Mittag fehlt nun die Verdauungskraft. Verschlackung und Hüftringe sind die Folgen. Gehen Sie deshalb vorbeugend früher schlafen.

Die festen Essenszeiten um 10, gegen 13 und vor 19 Uhr bedeuten keinen Essenszwang. Es handelt sich hierbei lediglich um die idealsten Verdauungsphasen. Sie können jederzeit eine oder mehrere von diesen Mahlzeiten überspringen, obwohl schulmedizinisch ausgerichtete Ernährungsberater meist fünf Mahlzeiten täglich empfehlen. Die Gefahr der Zwischenmahlzeiten ist die Störung des noch nicht abgeschlossenen Verdauungsprozesses des vorhergehenden Essens und die erneute Aktivierung der Magensäure, wodurch der angedaute Nahrungsbrei liegen bleibt. Schon ein Kaugummi regt den Speichelfluss an und der Körper bereitet die Verdauungssäfte vor. Diese wiederum lösen Hungergefühle aus.

Ghee

Sie brauchen für das Entschlackungswochenende und die vierwöchige Ernährungsumstellung zusammen knapp siebzig Gramm Ghee, Butterschmalz. Das sind 17 gestrichene Teelöffel.

Erhitzen Sie 250 Gramm ungesalzene Butter in einem Stahltopf. Lassen Sie sie auf kleiner Flamme köcheln, bis sich weiße Milchrückstände vom gelben, klaren Fett trennen und am Boden absetzen. Das Wasser in der Butter verdampft währenddessen. Der Vorgang dauert etwa eine halbe Stunde. Das Ghee wird vorsichtig abgegossen oder durch ein Leintuch gefiltert. Die am Topfboden bräunlich angebratenen Rückstände sind Abfall. Bewahren Sie Ghee in einem Tontopf zugedeckt im Küchenschrank auf, nicht im Kühlschrank.

Ghee wirkt positiv auf alle drei Doshas, in kleinen Mengen ist es selbst bei erhöhtem Kapha und Übergewicht unschädlich. Es enthält kein Cholesterin und wird in ayurvedischen Ausleitungskuren dazu genutzt, fettlösliche Stoffwechselschlacken zu binden.

Der ayurvedische Menüaufbau

Die Hauptmahlzeit mittags besteht immer aus mehreren Gängen. Der Aufbau des Menüs garantiert eine zügige Verdauung, sodass die Arbeit am Nachmittag nicht durch einen vollen Bauch beeinträchtigt ist. Die Vorspeise startet süß und schwer. Sie soll die Verdauung kräftig anheizen. Wochentags bietet sich saisonfrisches Obst an, eventuell pikant gewürzt und gedünstet. Beim Abnehmen sind süß-herbe Früchte zweckmäßig: Äpfel, Brombeeren, Heidelbeeren, Himbeeren, eventuell mit scharfen Sprossen, Kresse oder bitteren Salatblättern kombiniert. Trockenfrüchte liefern eine schnelle Vorspeise. Wer es später gehaltvoller mag, reichert den ersten Gang an: süßes Obst mit Schinken oder Käse, ein wenig Rohkost oder ein Salat, eventuell mit süßen Beeren garniert oder mit Nüssen, Körnern und Kokosflocken. Auch Fleisch und Fisch eignen sich gut für die Vorspeise, die Portion ist automatisch kleiner als im Hauptgang.

Dem süßen Geschmack folgt der saure. Er regt Appetit und Speichelfluss an. Wenn die Vorspeise neben der süßen Note nicht sowieso schon eine saure Komponente - zum Beispiel Zitronensaft als Salatmarinade - enthalten hat, wird nun der Hauptgang säuerlich gewürzt. Gut schmecken zum Beispiel Berberitzenbeeren an Gemüse, Zitronenmelisse, Zitronenbasilikum oder Sauerampfer in der Gemüsecreme, Zitronensaft am Getreidegericht oder säuerliches Obst an Fleisch- und Fischsaucen. Auch Quark sorgt für eine säuerliche Note.

Darüber hinaus sollte jetzt auch scharf gewürzt werden, weil es den Speichelfluss weiter anregt und die Verdauung stärkt. Pfeffer und Chili sind dazu jedoch nicht immer erforderlich. Paprika, Peperoni, Radieschen, Sprossen, Meerrettich und rohe Zwiebeln sind dafür ebenso geeignet. Wenn Sie Ihre Fastenkur abgeschlossen haben, passt an diese Stelle vom Menü auch harter Käse. Überbacken Sie ein Gemüsegericht oder speisen Sie klassisch italienische Pasta mit Gemüsesauce und Parmesan. Dezente Schärfe bieten Anis, Curry, Gelbwurz, Koriander, Kümmel, Muskat, Nelken, Safran und Senfsamen oder Kräuter wie Bohnenkraut, Koriandergrün, Minze, Oregano, Petersilie, Rosmarin, Salbei, Schnittlauch, Thymian und Zitronengras.

Die Mahlzeit sollten herbe und bittere Speisen beenden, weil sie den Speichelfluss reduzieren und dadurch den Hunger stoppen. Verabschieden Sie sich unbedingt von süßen Desserts mit Sahne oder Eiscreme. Auch süßes Obst ist kein geeigneter Nachtisch. Es wird am Ende einer Mahlzeit nicht mehr verdaut. Seine Fruchtsäure würde den Appetit nur noch einmal reizen. Greifen Sie nach dem Hauptgang wochentags zu Gewürzsamen. Bereits ein Teelöffel löst das Völlegefühl im Magen auf und stärkt energetisch das Luftelement im Körper. Sie können verdauungsstärkende Gewürze auch mit Kräutern mischen oder das Mittagessen mit einem Schluck herber Gewürzabkochung beenden.

Bei Tisch

Essen Sie nur, wenn Sie hungrig sind. Die später folgenden Rezepte für 28 Tage sind nur Vorschläge. Wer keinen Appetit hat, lässt die eine oder andere Mahlzeit einfach ausfallen. Das bedeutet nicht, dass Sie am nächsten Tag eine Portion guthaben. Sorgen Sie dafür, dass Sie in Ruhe essen können, auch bei Stress, und versuchen Sie gedanklich beim Essen zu sein. Wenn Sie aufgeregt oder verärgert sind, sollten Sie lieber nicht essen.

Vor dem Essen wird außer einem Kräuteraperitif nichts getrunken. Kalte Getränke irritieren die Magenschleimhaut und verdünnen die Magensäure, wodurch die Verdauungskraft geschwächt wird. Auch reichlich Getränke während und direkt nach einer Mahlzeit stören die Verdauung. Schluckweise lauwarmes oder heißes Wasser, Ingwerwasser beziehungsweise Kräutertee sind zum Essen gesund.

Wichtig ist langsames, fast meditatives Kauen. Zwischen Vorspeise und Hauptgericht, Hauptgang und Dessert liegen idealerweise jeweils zehn Minuten Ruhepause. Gönnen Sie dem Magen diese Zeit, in der er den Speisebrei aufspalten kann. Mit jeder Mahlzeit sollten Sie sich somit mindestens 30 Minuten beschäftigen, auch mit dem Frühstück, und das vor allem deshalb, weil das Gehirn Zeit benötigt, um die Botschaft »satt« auszusenden. Gerade Übergewichtige neigen dazu, ihr Essen in sehr kurzer Zeit und sehr schnell zu verzehren, wodurch sie jedoch den Moment der Sättigung nicht bemerken.

Nach dem Essen

Folgende Vorschläge von Sushruta sind auch im Westen bekannt: Nach einer Mahlzeit solle man hundert Schritte laufen oder eine kurze Zeit auf der linken Körperseite liegen, ohne zu schlafen. So wird die Leber im rechten Oberbauch nicht behindert und kann sich ganz dem Stoffwechsel widmen. Schlaf unmittelbar nach einem Essen blockiert die Verdauung und fördert Stoffwechselschlacken, weil auch der Magen-Darm-Trakt während des Schlafs ruht.

Bleiben Sie nach dem Essen 10 bis 15 Minuten sitzen oder gehen Sie langsam spazieren. Wenn die Mittagspause montags bis freitags dafür nicht ausreicht, legen Sie Routinearbeit und Besorgungen im Haus auf die Stunde nach dem Mittagessen. Das strengt Sie nicht an, ermöglicht Ihrem Körper aber doch ein wenig Bewegung.

Abnehmen und Arbeiten

Oft führt der Berufsalltag zu ungesundem Essverhalten. Die Mittagspause ist knapp bemessen, viele Kantinen und Restaurants bieten sehr fetthaltige Gerichte an, das Mittagessen mitzunehmen ist zeitaufwendig, und so verschiebt sich die Hauptmahlzeit in den Abend. Wer lange arbeitet, sitzt oft erst gegen 20 Uhr bei Tisch. Übergewicht ist mit diesem Lebensstil vorprogrammiert.

Sie werden jedoch feststellen, dass die Ayurveda-Ernährung auf die Problematik der Berufstätigen eingeht und schnell vorzukochende Gerichte entwickelt hat. Die Vorspeisen bestehen aus Obst oder Trockenfrüchten und machen überhaupt keine Arbeit. Gemüse für die Gemüsecreme wird abends bissfest gekocht und püriert. Die Hülsenfrüchte für den Salat kochen Sie am besten auch vor. Dann brauchen Sie morgens nur noch alles anrichten. Geflügel garen Sie in Bouillon. Über Nacht darin aufbewahrt, bleibt es schön saftig. Bereiten Sie Salate und Quark für das Mittagessen möglichst morgens schon zu und stellen Sie beides nicht mehr in den Kühlschrank, es verdirbt nicht bei Zimmertemperatur.

Kantinen- und Restaurantbesuche

Wer mittags nicht kochen kann, nichts vorbereiten will und auf Kantine oder Restaurants ausweicht, orientiert sich an den täglichen Vorschlägen für das Hauptgericht, nimmt Obst beziehungsweise Trockenobst für die Vorspeise mit und kaut als Dessert verdauungsstärkende Gewürze.

Für den Hauptgang sollten Sie sorgfältig auswählen und vor allem Gebratenes, Frittiertes oder Paniertes und auch in Öl eingelegte Gemüse meiden. Diese Gerichte enthalten zu viel Fett. Geflügel oder Fisch können Sie einmal in der Woche wählen, ebenso Getreide beziehungsweise Quark. An den anderen Tagen sollten Sie nach gekochtem Gemüse, klaren Gemüsesuppen und Salat mit fettarmem Dressing Ausschau halten.

- Die Salate von Büffets in Restaurants und Schnellimbissen haben oft eine gute Qualität. Stellen Sie sich einen großen Teller mit vielen Blattsalaten, aber ohne Tomaten und Dosenmais zusammen. Wählen Sie Joghurtdressing oder nehmen Sie sich eine selbst zubereitete Marinade mit, die aus einem Esslöffel Zitronensaft, einem Teelöffel Sonnenblumen- oder Olivenöl, einem halben Teelöffel Senf oder Meerrettich und Gewürzen besteht. Auch ein Salatteller mit gebratenen Pilzen, Hühner- oder Putenfleisch beziehungsweise einem Fischfilet (maximal 150 Gramm) ist erlaubt.

- Reformhäuser bieten fettarm zubereitete Gemüse-, Tofu- und Getreidegerichte an. Vielleicht befindet sich auch ein vegetarisches Restaurant in Ihrer Nähe.
- Nutzen Sie die Spargelsaison im Frühjahr und genießen Sie die frischen Stangen einmal pro Woche mit Petersilienkartoffeln und einem Teelöffel zerlassener Butter. Schinken oder Schnitzel sind wie alles Schweinefleisch tabu.
- Viele Restaurants offerieren Folienkartoffeln mit Quark, eine große Portion ohne Räucherlachs, aber mit gemischtem Salat macht auch satt.
- Freitags bieten viele Kantinen Fisch/Fischfilet blau oder gedünsteten Fisch. Nehmen Sie dazu nur einen Teelöffel Butter und reichlich Gemüse oder Kartoffeln.
- In italienischen Restaurants sind Sie mit einer Minestrone gut beraten. Pasta enthält Hartweizen. Wer darauf nicht verzichten möchte, wählt mit Gemüse oder Ricotta gefüllte Ravioli mit wenig Butter, eine halbe Portion Spaghetti mit Gemüsesauce ohne Tomaten, Käse und Sahne. Würzen Sie zur besseren Bekömmlichkeit mit schwarzem Pfeffer. Pesto ist zu schwer.
- In asiatischen Restaurants sind vegetarische Wokgerichte ideal, sie enthalten keine angedickten Saucen. Auch ein Fondue chinoise mit Bouillon bietet eine leckere Alternative. Essen Sie keine süß-sauren Gerichte, sie sind mit Fertigsaucen zubereitet.

Bei Kantinen- wie Restaurantbesuchen empfiehlt sich die ayurvedische Essensregel: Das Mahl mit leerem Magen beginnen. Die Verdauungsorgane benötigen mindestens drei Stunden für ein vegetarisches Gericht und sogar fünf Stunden für tierisches Eiweiß oder Getreide.

Verdauungsgewürze

Vor allem Gewürzmischungen mit Vitamin C fördern die Verdauung. Ein idealer Vitaminlieferant sind Berberitzenbeeren. Sie ähneln mit ihrem hohen Vitamin-C-Anteil den Hagebutten, lassen sich aber getrocknet angenehmer kauen. Mischen Sie zum Beispiel je zwei Teelöffel Fenchelsamen, Kreuzkümmel, Kümmel, Senfsamen und Berberitzenbeeren.

Lagern Sie diese Verdauungsgewürze trocken in einem dunklen, fest verschließbaren Glas oder einer kleinen Dose. Wochentags können Sie sie für die Mittagspause mitnehmen und nach jedem Mittagessen einen halben Teelöffel davon kauen. Wer später die Verdauung mit Gewürzsamen weiter stärken möchte, variiert mit Ajwain (Thymiansamen), Anis, Bockshornklee, Fenchel, Koriander, Schwarzkümmel oder Sellerie – ganz nach Geschmack. Ingwerfans knabbern frische oder getrocknete Ingwerschnitze – keinen kandierten Ingwer.

Die Gewürze vertreiben das Völlegefühl. Außerdem beseitigen sie den Essensgeschmack im Mundraum und schenken frischen Atem. Damit sind sie denen noch zusätzlich nützlich, die sich am Arbeitsplatz nicht die Zähne putzen können. In Indien besitzt jede Familie ihre eigene Mischung und in Restaurants werden die Gewürze unaufgefordert nach dem Essen serviert.

Heißes Wasser und Ingwerwasser

Ohne heißes Wasser und Ingwerwasser beziehungsweise -tee ist eine ayurvedische Ernährung nicht vorstellbar. Beide Getränke entschlacken nämlich. Trinken Sie das Wasser gleichmäßig über den Tag verteilt bis eine Stunde vor dem Abendessen. Wasser schmeckt süß, deshalb sollte es nie kalt getrunken werden, denn alles Süße und Kalte stärkt energetisch das Wasser- und Erdelement und damit Kapha. Heißes Wasser baut dagegen das kalte Kapha ab. Halten Sie einen Liter tagsüber in einer Thermoskanne warm.

Ingwerwasser schmeckt wie das Gewürz selbst scharf. Es baut Kapha ab und ist eine interessante Alternative zu Limonaden und alkoholischen Drinks. Probieren Sie ein wenig frisch geriebene Ingwerwurzel auch in schwarzem oder grünem Tee.

Tipp

Ingwerwasser können Sie aus 4 cm frischer Ingwerwurzel und 1 l Wasser selbst herstellen. Schälen Sie den Ingwer und halbieren Sie ihn längs. Kochen Sie die Ingwerstücke in einem großen Topf mit sprudelndem Wasser 20 Minuten lang. Halten Sie das Ingwerwasser in einer Thermoskanne warm, an heißen Tagen schmeckt es auch zimmerwarm.

Aperitifs und Kräuterabkochungen

Alkoholfreie Aperitifs kochen Sie aus ganzen Gewürzsamen, Lorbeerblättern, Wacholderbeeren oder Zitronengras zusammen mit frischer Ingwerwurzel (siehe Seite 112 f., 145, 175, 205). Sie stärken die Verdauung, wecken den Appetit aber nicht wie alkoholische Aperitifs. Experimentieren Sie mit den Gewürzen nach Ihren Vorlieben. Kreuzkümmel und Ingwer liefern den klassischen ayurvedischen Aperitif. Vor dem Abendessen, am Wochenende auch vor dem Mittagessen, können Sie pro Person ein Gläschen servieren (60 ml). Warm oder zimmerwarm schmecken die Abkochungen sehr angenehm. Bereiten Sie das Getränk morgens zu, halten Sie es in einer Thermoskanne warm und trinken Sie über den Tag verteilt einen Liter davon.

Ayurvedische Körperpflege

Kräuterabkochungen, Kräuteröle, Milch- oder Sahnezusätze im heißen Vollbad (36–38 °C) entspannen abends nach dem Sport. Sie fetten die Haut und vermeiden so eine Austrocknung.

Kräutersud und Kräuteröl

Nehmen Sie die süßlich riechenden Blüten der Bergamotte, getrocknete Blätter oder Blüten von Kamille, Lavendel, Melissen und Rosen. Sie fördern den Schlaf. Beruhigend wirkt auch ein spezielles Pitta-Öl, das in Apotheken und im Ayurveda-Versand erhältlich ist.

Eukalyptus, Ingwer, Majoran, Minze und Rosmarin sind für den Morgen geeignet, weil sie anregend wirken. Ein Kapha-Öl aktiviert.

- Kräutersud: Kochen Sie fünf gehäufte Esslöffel getrocknete Blüten und Blätter, die Sie in Apotheken und Reformhäusern kaufen können, in 2 l Wasser 30 Minuten lang aus und filtern Sie sie. Gießen Sie den Sud ins warme Badewasser oder inhalieren Sie über dem Topf zehn Minuten zugedeckt unter einem großen Badetuch.
- Kräuteröl: Kochen Sie zwei gehäufte Esslöffel getrocknete Blüten und Blätter in 150 ml Wasser einmal auf, lassen Sie alles köcheln, bis die Flüssigkeit auf ein Viertel reduziert ist, und gießen Sie Blüten und Blätter durch einen Filter ab. Geben Sie den Sud anschließend in 100 ml Mandelöl und lassen Sie die Mischung auf mittlerer Flamme so lange köcheln, bis das Wasser verdampft ist. Sie erkennen den Moment an einer gleichmäßig eingefärbten Flüssigkeit. Ist

dagegen noch Wasser vorhanden, setzt sich das schwerere Öl hell auf dem gefärbten Sud ab.

Wer Aromaöle verwendet, muss zuvor eine allergische Reaktion auf der Haut testen. Drei bis sechs Tropfen Aromaöl reichen für ein Vollbad aus, als Emulgator gießen Sie 100 Milliliter süße Sahne beziehungsweise einen Liter Milch dazu oder rühren einen Esslöffel Honig ins warme Wasser. Ein Sahnebad mit einem Becher flüssiger Sahne, je drei Tropfen Rosen- und Lavendelöl verwöhnt Haut und Psyche. Für ein Körperöl mischen Sie 20 Tropfen Aromaöl mit 100 Milliliter Mandel-, Jojoba- oder Avocadoöl. Beachten Sie jedoch, dass Avocadoöl sehr farbintensiv ist und Textilien verfärbt.

Das Aktivprogramm: Bewegung, Spaß und Schönheit

Körperliche Bewegung ist beim Abnehmen wichtig. Sie verleiht nach einem Arbeitstag neue Kraft. Sport muss nicht auslaugen. Voraussetzung ist natürlich das rechte Maß. Ayurveda empfiehlt, sich nicht bis zum Muskelkater oder bis zur völligen Erschöpfung zu überanstrengen, aber auch keine so langsamen Bewegungen zu machen, dass Herzschlag und Puls unverändert bleiben.

Gesund ist eine regelmäßige Belastung, keine kurze Überlastung. So kommen Sie auf angenehme Art ins Schwitzen, verlieren aber nicht den Atem. Für die benötigte Energie verbrennt der Körper eingelagertes Fett, gleichzeitig werden die Muskeln trainiert. Leichtes Ausdauertraining regt den Stoffwechsel an, noch Stunden nach dem Sport. Der Energiegrundumsatz wird gesteigert und die Durchblutung und Zellversorgung mit Sauerstoff verbessern sich. Deshalb ist Sport morgens und am frühen Abend besonders gewinnbringend. In der Früh gerät der Organismus in Schwung, abends bleibt die letzte Mahlzeit nicht unverdaut und außerdem wird Stress abgebaut.

In Bewegung kommen

Wer ohne körperliche Aktivität abnimmt, zehrt schon bald von der Muskelmasse, statt Fettdepots abzubauen, weil der Körper das Fett für Notzeiten aufhebt. Aber Muskelabbau ist gesundheitlich riskant und schwächt den Körper. Darüber hinaus verbrennt das Muskelgewebe mehr Energie als die Fettzellen, wodurch das Abnehmen unterstützt wird. Anschließend fühlt man sich wohlig entspannt. Die Freizeit auf der Couch bedeutet nur vermeintlich Entspannung, weil Muskeln zunächst die Anspannung brauchen, um entspannen zu können.

Wer das Aktivprogramm als Muss ansieht, weckt negativen Stress. Betrachten Sie die sportliche Betätigung deshalb einfach als Chance, Menschen zu begegnen. Was bislang die Verabredung zum Essen war, wird nun zum Körpertraining: Spaß und Unterhaltung ohne Figurruin. Ein positiver Nebeneffekt dabei ist der rasche Zeitvertreib. Es bleibt keine Gelegenheit zur Langeweile, die bei vielen Auslöser für das Naschen ist.

Vorsichtig starten

Für viele Übergewichtige ist die körperliche Aktivität zunächst ungewohnt. Deshalb sollten sie langsam beginnen mit zweimal 15 Minuten täglich und das Training pro Woche um zehn Minuten steigern. Morgens zwischen 6 und 10 Uhr ist Kapha-Zeit. Jetzt besitzt jeder ausreichend Energie für den Sport. Das gilt auch für die zweite Kapha-Phase zwischen 18 und 22 Uhr.

Überanstrengen Sie sich zu Beginn nicht. Sehnen sind schnell gezerrt. Das ist schmerzhaft und heilt nur sehr langsam. Wenn Sie Muskelkater bekommen, ist das ein Zeichen dafür, dass Sie sich überanstrengt haben. Machen Sie die Übungen also am besten in der Reihenfolge dehnen, bewegen, wieder dehnen. Beginnen Sie mit zwei, drei Dehnübungen an der frischen Luft, die die Muskeln und Sehnen lockern. Danach folgt das Lauftraining: Walking oder Jogging. Eine Alternative bieten Yoga, Fünf Tibeter, autogenes Training oder Übungen aus der Rückenschule für die Wirbelsäule, je nachdem wie Ihre persönliche Konstitution ist. Der Frühsport findet vor dem Frühstück beziehungsweise vor dem Morgengetränk statt.

Nutzen Sie den täglichen Weg zur Arbeit für den Frühsport und genießen Sie ihn als Spaziergang oder fahren Sie mit dem Rad oder Inline-Skates. Konzentrieren Sie sich dabei auf sich selbst.

Wer schon beim Aufstehen an die Arbeit denkt und den Tag hektisch beginnt, sieht sich schließlich als fremdbestimmtes Teil einer Firma. Ayurveda propagiert die Selbstbestimmung jedes Einzelnen. Die Konzentration auf den Körper schenkt Energie und Selbstbewusstsein.

Hinaus an die Luft

Am Wochenende sollte der Frühsport unbedingt im Freien stattfinden. Spazieren gehen, walken, joggen, Rad fahren oder inlineskaten sind gute Möglichkeiten, so viel Zeit wie möglich draußen zu verbringen. Verbundenheit mit der Natur und ein natürlicher Lebensrhythmus unterstützen das Abnehmen.

Lassen Sie sich den Wind um die Ohren wehen, auch wenn das träge Kapha lieber im Warmen verharren will. In der Natur nehmen Sie die Energie der fünf Elemente so intensiv wie nirgends sonst auf. Beim Laufen durch einen Wald oder über eine Wiese spüren Sie sich selbst. Trainieren Sie Körperbewusstsein.

Laufen und Sport

Ziel der Bewegung ist die vermehrte Sauerstoffaufnahme und der Ausstoß von Kohlendioxid aus dem Säurestoffwechsel, Entschlackung über die Haut durch das Schwitzen, Fettverbrennung sowie Muskelaufbau.

- Gehen Sie zu Fuß, steigen Sie Treppen statt auf Rolltreppen oder mit dem Lift zu fahren und lassen Sie das Auto stehen.
- Fahren Sie Rad, beginnen Sie mit fünf bis acht Kilometern und steigern Sie die Strecke auf mindestens 15 Kilometer. Auf dem Standrad können Sie mit einem leichteren Gang beginnen, sollten sich dann aber auf mittleres Niveau steigern.
- Probieren Sie Inline-Skating. Für Anfänger bieten Sportfirmen Unterricht im fachmännischen Umgang mit den Skates an. Schutzkleidung für mögliche Stürze ist unerlässlich.
- Schwimmen Sie 300 bis 500 Meter. Dabei sollten Sie beachten, dass Rückenschwimmen bei verkrampfter Rückenmuskulatur günstiger ist als Brustschwimmen.
- Für schwer Übergewichtige ist Joggen nicht geeignet. Wassergymnastik dagegen ist ideal, weil im Wasser die Gelenke entlastet werden. Informieren Sie sich im nächstgelegenen Schwimm- oder Hallenbad und nutzen Sie die Warmwassertage.
- Jogging auf weichem Boden, wie auf der Wiese, im Wald oder auf einem Sandweg, schont die Gelenke. Beginnen Sie, abwechselnd zwei Minuten zu laufen und vier Minuten schnell zu gehen, wobei allmählich die Laufphasen länger als die Gehstrecken werden sollten. Wichtig sind Laufschuhe mit Luftpolstern in der Sohle, sie federn den Aufprall ab und schonen die Wirbelsäule.
- Bei Arthrose in den Knien ist Walking ratsamer als Joggen. Walking ist schnelles Gehen mit leicht angewinkelten Armen, die bei jedem Schritt nach vorn hochschwingen. Sie starten mit 15 Minuten und legen pro Woche fünf Minuten zu. Später sollten Sie 30 Minuten täglich walken.
- Wandern Sie zwei bis drei Stunden. Gehen Sie langsam, aber gleichmäßig und setzen Sie sich zwischendurch nicht hin,

denn Pausen machen müde. Die Höhendifferenz sollte bei Ungeübten nicht größer als 500 Meter sein. Geübtere können bis zu fünf Stunden wandern, planen aber Pausen ein. Bei Kniebeschwerden erleichtern Leichtmetallstöcke das Absteigen.

- Beim Skilanglauf können Sie gut mit einer Strecke von drei bis fünf Kilometern beginnen und die Distanz allmählich auf sieben Kilometer steigern. Verlassen Sie die gespurten Loipen als Anfänger nicht, das schnellere Skating ist auf den langen Skiern sehr anstrengend.
- Fitnesscenter setzen auf motivierende Musik. Auch Neulinge werden von den Rhythmen mitgerissen und die Stunde vergeht im Nu. Starten Sie mit einem Training für Bauch, Beine, Po oder einer Stunde Bodystyling. Stretching allein beansprucht die Muskeln nicht ausreichend. Bei schlechtem Wetter ist das Ausdauertraining im Studio ideal. Cross-Trainer, Laufband, Sky-Walker für Bein- und Armtraining, Standrad und Rudergeräte stehen hier zur Verfügung. Auch Gewichtheben unterstützt den Fettabbau und Muskelaufbau, beginnen Sie mit einem halben oder einem Kilogramm schweren Hanteln.

Nach dem Sport

Duschen Sie anschließend warm, vermeiden Sie Wechselduschen, weil Temperaturschwankungen den erhitzten Körper irritieren. Abends nach dem Training entspannt ein Vollbad oder ein Saunabesuch.

Bei Durst greifen Sie bitte nicht zu kalten Getränken. Sie kühlen das Körperinnere und bremsen den gerade angekurbelten Stoffwechsel. Trinken Sie heißes Wasser, Ingwerwasser, Gewürzabkochungen oder Kräutertee. Milch ist kein Durstlöscher und Säfte sollten nur frisch gepresst, mit stillem Mineralwasser verdünnt und zimmerwarm getrunken werden. Andernfalls werden die gerade erst aktivierten Fettzellen wieder genährt. Ersetzen Sie mit den Getränken nur den Flüssigkeits- und Mineralienverlust beim Schwitzen.

So wichtig körperliche Bewegung während und auch nach dem Abnehmen ist, sie soll nicht den Hunger anfachen. Ausgleichstraining, Sport, Tanzen und auch Sex steigern den Appetit, wenn Sie sich zu sehr engagieren. Sie wollen aber das Gegenteil erreichen. Essen Sie also nicht mehr als geplant.

Aktiv am Abend

Die vier Wochen bieten eine Gelegenheit, aus eingefahrenen Verhaltensmustern auszubrechen. Alle sitzenden oder liegenden Tätigkeiten produzieren Kapha – das bedeutet Lethargie. Vergessen Sie den Fernsehsessel und starten Sie abends noch einmal aktiv durch. Wer sich geistig oder körperlich erschöpft fühlt, baut Energie nicht durch Ruhe, sondern nur durch Bewegung wieder auf.

Charaka empfahl Sex als belebende Aktivität, die auch hilft, Gewicht zu reduzieren. Die rechte Stunde ist nach ayurvedischen Spezialisten der frühe Abend. Kapha schenkt ab 18 Uhr Kraft. Die geeigneten Partner sind die in Liebe Vereinten und lustvoll Gestimmten. Aber niemand sollte sich zum Sex überreden lassen. Regelmäßige Sexualität erhält vital, fördert Gesundheit sowie Selbstbewusstsein und eine positive Ausstrahlung. Bei sehr hohen Temperaturen ist Enthaltsamkeit angebracht, doch im Winter und im kühleren Frühjahr oder Herbst darf Sex so oft praktiziert werden wie beide Lust empfinden.

Neben dem Amüsement zu zweit muntern Tanzen, kulturelle Ausflüge, ungewohnte Unternehmungen auf. Suchen Sie sich Anregungen und kreative Hobbys wie zum Beispiel malen, zeichnen, töpfern oder Musik hören oder selbst spielen. Einmal pro Woche ist Saunazeit. Wer die heiße Sauna nicht verträgt, probiert eine 50 °C warme Biosauna. Beenden Sie alle Aktivitäten eine Stunde vor dem Zubettgehen, damit Sie erholsam schlafen können.

Reduzieren Sie darüber hinaus den Schlaf beim Abnehmen. Sechs Stunden reichen bei Übergewicht völlig aus, weil der Körper Energie verbraucht, indem er während der Wachzeit die Körpertemperatur vom Tag aufrechterhält. Im Schlaf dagegen sinkt die Temperatur um ein knappes Grad, der Energiegrundumsatz reduziert sich und die Verdauungsorgane Magen und Darm ruhen. Wer also abends länger aktiv bleibt, verdaut das Abendessen besser. Auch sollten Sie morgens aufstehen, wenn es hell wird. Schlaf am Tag vermeiden Sie am besten, weil der Mittagsschlaf die Verdauung blockiert und Verschlackung fördert. Stattdessen muntern Bewegung und geistige Aktivität auf. Körperlicher wie geistiger Müßiggang ist nur aller Pfunde Anfang.

Einölen und Baden

Das regelmäßige Einölen und Massieren der Haut pflegt und baut das austrocknende Vata ab. Die Einölungen befreien die Hautoberfläche von abgestorbenen Zellen und öffnen die Poren. Bei einer anschließenden Schwitzkur fließt der Schweiß besser ab, eine Entschlackung über die Haut findet statt. Kräuterbäder wirken dann intensiver, weil die ätherischen Öle über die Haut aufgenommen werden.

Ölen Sie sich morgens vor dem Duschen oder abends vor einem Vollbad ein. Der Zeitaufwand beträgt etwa 20 Minuten.

Erwärmen Sie vier bis fünf Esslöffel Kräuter- oder Dosha-Öl (siehe Seite 85) im Wasserbad auf etwa 38 °C, es darf ein wenig wärmer als die Haut sein.

Beginnen Sie mit der Einölung im Gesicht. Kreisen Sie dazu mit den Fingerkuppen sanft über Wangen, Stirn, Nase und Kinn. Ölen Sie anschließend mit Daumen und Zeigefinger die Ohren. Arbeiten Sie sich von den Ohrläppchen aus langsam außen die Ohrmuscheln hoch. Ölen Sie die inneren Ohrmuscheln ein und träufeln Sie mit dem Zeigefinger Öl in jeden Gehörgang.

Streichen Sie vom Nacken mit beiden Händen über die Schultern, die Arme entlang bis zu den Fingerspitzen, ölen Sie Dekolletee, die Seiten, Bauch und Po ein, fahren Sie mit flachen Händen die Beine vorn und hinten bis zu den Füßen hinunter. Alle Gelenke, auch die Finger und Zehen, werden kreisend eingeölt. Besonders fest können Sie über die Partien mit überschüssigem Fett wie Kinn, Oberarme, Hüften, Bauch, Po und Schenkel streichen.

Lassen Sie das Öl 15 Minuten einziehen. Morgens duschen Sie anschließend warm. Da das Öl Schmutz und Schweiß bindet, benötigen Sie keine Seife und kein Duschgel zum Waschen. Abends legen Sie sich zehn bis zwölf Minuten in ein Vollbad mit Kräutersud (siehe Seite 85) bei einer Wassertemperatur von 36 bis 38 °C. Eine Körperlotion erübrigt sich.

Das Schwitzen nach dem Bad intensivieren Sie durch eine Ruhestunde unter der Wolldecke. Wer dazu einen heißen Linden- oder Holunderblütentee trinkt, verstärkt die Schwitzkur. Heiße Bäder, Saunabesuche und Schwitzkuren fördern die Entschlackung über die Haut, das Organ mit der größten Oberfläche. Der Schweiß treibt winzige Salzkristalle durch die Poren. Diese Salze sind Stoffwechselreste.

Tipp

Vollbäder und Schwitzkuren sollten mindestens eine Stunde vor dem Schlafen beendet sein. Andernfalls legt man sich zu erhitzt ins Bett, wodurch Einschlafprobleme auftreten könnten.

Ganzkörpermassage

Die Selbstmassage kann keine ayurvedische Ölmassage ersetzen, erst recht keine Synchronmassage von zwei Therapeuten. Dennoch ist sie eine gute Alternative für all jene, die keine Ayurveda-Masseure in der Nähe finden. Die Massagen verbessern die Durchblutung, die wiederum einen reibungslosen Abtransport von im Gewebe eingelagerten Schlacken bewirkt. Ein weiterer positiver Effekt ist, dass Stress-Symptome verschwinden.

Erwärmen Sie 100 Milliliter Kapha-Öl oder selbst hergestelltes Kräuteröl (siehe Seite 85). Sie beginnen mit der Ganzkörpermassage am Scheitel: Tauchen Sie die Finger halb in das Öl ein, setzen Sie sie auf die Kopfmitte und lassen Sie sie dort kreisen. Massieren Sie den Kopf hinunter und lassen Sie Ihre Finger um die Schläfen kreisen, massieren Sie die Ohrmuscheln außen und innen und fahren Sie mit flacher Hand den Nacken wiederholt hoch und hinunter.

Massieren Sie im Gesicht die Stirn quer mit dem Daumen, streichen Sie einmal in der Mitte hinunter zur Nasenwurzel, ziehen Sie mehrmals die Nase nach und zupfen Sie die Brauen mit Daumen und Zeigefinger nach oben. Die Wangen werden kreisend mit je drei Fingerkuppen massiert. Streichen Sie mit dem Daumen wiederholt unter der Unterlippe entlang, anschließend das Kinn hinunter und den Hals flach mit der ganzen Hand bis zum Dekolletee.

Massieren Sie die Schultern mit flachen Händen über Kreuz, streichen Sie die Arme fest aus und kreisen Sie um Schultergelenke, Ellenbogen und Handgelenke. Ölen Sie Ihre Finger einzeln mit Daumen und Zeigefinger ein und strecken Sie sie dabei leicht.

Streichen Sie mehrmals das Dekolletee hinunter, massieren Sie den Busen kreisend und den Ober- und Unterbauch quer. Der Po wird mit flachen Händen fest kreisend, der untere Rücken von außen mit den ganzen Händen hoch massiert, die Daumen sind dabei abgespreizt.

Massieren Sie die Beine im Stehen zuerst vorn, dann hinten straff von oben nach unten. Hüft-, Knie- und Fußgelenke werden fest umfasst und kreisend massiert. Die Füße können Sie bequem im Sitzen auf dem Boden in Richtung Zehen ausstreichen. Fahren Sie mit dem Daumen rechts und links vom Fußrist entlang und umkreisen Sie die Knöchel fest mit dem Daumen. Dehnen Sie schließlich mit Daumen und Zeigefinger jeden Zeh.

Lassen Sie das Öl 15 Minuten einziehen und duschen Sie sich danach warm ab.

Gehmeditation

Bei Übergewicht erfrischt eine Gehmeditation eher als eine Sitzmeditation, denn das Verharren in einer Position stärkt Kapha unnötig. Ziel der Meditation sind zunächst die Konzentration auf den Körper sowie der Aufbau innerer Ruhe und Gelassenheit. Regelmäßiges Meditieren kann auch Stress vorbeugen.

Nutzen Sie zum Beispiel den abendlichen Spaziergang für eine Gehmeditation. Gehen Sie langsam und konzentriert 15 bis 20 Minuten, passen Sie Schritte wie Armbewegungen der Atmung an und versuchen Sie, alle Gedanken auszuschalten. Taucht ein Problem, ein geplantes Vorhaben, ein Bild vom Arbeitsplatz, von einem Familienmitglied oder Freund auf, schicken Sie den Gedanken fort. Er soll wie die Wolken über Ihnen treiben. Für Ungeübte ist dieses Nicht-Denken schwierig. Halten Sie für eine bessere Konzentration die Augen halb geschlossen und gehen Sie langsam und ruhig im Kreis – vielleicht im Garten oder auf einer Wiese.

Unzählige Gedanken durchlaufen jede Sekunde das Gehirn. Der Bummel durch eine Großstadt zum Beispiel ist angefüllt mit optischen und akustischen Reizen, die jeder unbewusst filtert. Nur ein Bruchteil davon wird bewusst wahrgenommen, mit Erinnerungen verknüpft und zu neuen Gedanken geformt. Die Meditation soll diese Gedankenentwicklung stoppen. Sie werden erleben, dass Konzentration und geistige Belastbarkeit mit zunehmender Meditationspraxis ansteigen.

Selbstsuggestion

Mit meditativen Visualisierungen kann jeder sich selbst lenken. Die Selbstsuggestion hilft, ein neues Bild vom Ich aufzubauen, wodurch die Durchhaltekraft nachhaltig unterstützt wird. Der Zeitaufwand beträgt etwa zehn Minuten.

Visualisieren Sie Ihre Traumfigur. Dazu ziehen Sie sich zurück und schalten mögliche Störungen aus. Konzentrieren Sie sich ganz darauf, wie Sie aussehen möchten. Checken Sie dazu Ihren Körper durch, angefangen von den Wangen und dem Kinn über die Arme, das Dekolletee und die Brust, den Bauch, den Rücken und den Po bis zu den Beinen. Beantworten Sie für sich die Frage: Wo stören die Pfunde?

Das soll keine Aufforderung zur zerstörerischen Selbstkritik sein, sondern eine Übung, in der Sie die gewünschte Figur gedanklich Realität werden lassen und sich damit ein Ziel stecken. Denn je detaillierter Sie Ihre neue Silhouette sehen, umso eher verwirklichen Sie sie auch. Betrachten Sie Ihr Wunschbild und sagen Sie sich: Das bin ich.

Der Auftakt: Entschlackungswochenende

Der ideale Zeitpunkt für die Entschlackung ist ein Wochenende im Frühling, wenn die Tage schon etwas wärmer sind, weil danach die Ernährungsumstellung leichter fällt. Kleine vegetarische Mahlzeiten aktivieren die Produktion der Verdauungssäfte zwar, nähren den Körper aber nicht ausreichend, und so muss er seine Reserven, die Schlacken, angreifen.

- Verdauungsfördernde Gewürze und Kräuter heizen den Stoffwechsel an, wodurch die Schlacken rasch abgebaut werden. Am besten kurbelt Ingwer die Verdauung an, egal ob er frisch oder getrocknet verwendet wird. Kochen Sie deshalb regelmäßig mit Ingwer und trocknen Sie Ingwerscheiben zum Kauen. Schälen Sie dazu frische Ingwerwurzeln, schneiden Sie sie in hauchdünne Scheiben und beträufeln Sie sie sparsam mit Zitronensaft. Lassen Sie die Ingwerscheiben anschließend auf einem Backblech ausgebreitet an der Sonne oder im Backofen bei 50 °C Umlufthitze trocknen. Kauen Sie langsam einige Scheibchen jeden Tag vor den Mahlzeiten.
- Gewürzsamen zum Knabbern und heiße Gewürztees unterstützen die Entschlackung. Schwarzen Tee, Kaffee, Alkohol und Tabak dagegen sollten Sie an diesem Wochenende meiden. Die Ernährungsumstellung ist eine Gelegenheit, den Konsum generell einzuschränken oder sogar ganz aufzugeben.
- Auch Vitamin C hilft, Schlacken abzubauen. Träufeln Sie Zitrone in Tee, essen Sie Vitamin-C-reiches Obst oder Gemüse

und kochen Sie Berberitzenbeeren, die Vitamin-C-Bomben der Natur, mit.

Ziel der Entschlackung

Der Körper öffnet am Entschlackungswochenende seine Depots, dabei werden Stoffwechselreste aus Gewebe und Blut in den Darm transportiert, aufgespalten und verwertet beziehungsweise ausgeschieden. Ayurveda spricht bei einer Entschlackung vom Abbau des schädlichen Amas. Das Sanskrit-Wort »Ama« bedeutet »unreif«, »unverdaut« und umfasst sämtliche Schlacken. Die Entschlackung ist eine Selbstreinigung des Körpers, erst danach beginnt der Fettabbau. Dass die Entschlackung tatsächlich greift, sieht man daran, dass die Haut allmählich ihre fahle, gräuliche Farbe verliert, Hautunreinheiten, Pickel und Mitesser verschwinden, die Haare glänzen und die Nägel fester werden. Weißlicher Zungenbelag, der nach Ayurveda immer auch ein Indiz für Ama ist, verschwindet, die Zunge sieht wieder rosig aus und das Schmecken wird intensiver. Auch latente Müdigkeit, Kopfschmerzen oder Konzentrationsstörungen vergehen im Lauf der Entschlackung.

Einkaufsliste Entschlackungswochenende

Kaufen Sie alle Gemüse, Kräuter sowie Früchte frisch ein und die Gewürze im Ganzen, weil das Aroma intensiver ist. Indische Gewürze, vor allem Currypulver oder -pasten und Steinsalz bester Qualität, erhalten Sie in asiatischen Lebensmittelgeschäften oder im Ayurveda-Versand.

Anis (gemahlen)
Berberitzenbeeren (Sauerdorn)
Madras-Currypulver

70–80 g Ingwerwurzel (frisch)
grüne Kardamomkapseln
Koriandersamen
Kreuzkümmel
Kümmel
Lorbeerblätter (getrocknet oder frisch)
Muskatnuss (mit Muskatreibe)
schwarze Pfefferkörner (mit Pfeffermühle)
grüne Pfefferkörner (nicht eingelegt)
Stein- oder Meersalz
Selleriesamen
Senfsamen (hell oder dunkel)
Wacholderbeeren
Zimt (gemahlen)

180 g gelbe Mungbohnen
300 g Basmatireis (geschält)
310 g rote Linsen

Ghee (aus 250 g Butter selbst hergestellt, siehe Seite 76 f.)
Gemüsebouillon (Instant ohne Hefe und Salz oder selbst zubereiten: 1 kg Knollensellerie, Lauch, Karotten und Petersilienwurzel, 1 gehäuften TL schwarze Pfefferkörner in 2 l Wasser 1 Stunde auskochen, filtern und in Portionen von 50 bis 100 ml einfrieren)
1 Glas Bienenhonig (kaltgeschleudert)
1 Zitrone
1 großer Apfel

250 g Spinat
1 Bund Basilikum
1 Zwiebel

1 Karotte
1 Zucchino
2 Chicorée
1 großer Fenchel (mit Grün)
150 g Zuckerschoten
1 Bund Estragon

1 kleine Tüte Flohsamenschalen (Apotheken, Asien-Versand, Reformhäuser) oder 100 g Bittersalz (Apotheken)
Trifala-Guggul (Apotheken)

Entschlackungsauftakt: Freitagabend

Kochen Sie nach dem Mittagessen einen Liter Ingwerwasser (siehe Seite 83 f.) oder nehmen Sie es in einer Thermoskanne mit an den Arbeitsplatz und trinken Sie es über den Nachmittag verteilt heiß.

Zum Abendessen gibt es eine leichte Gemüsesuppe mit herbem Blattgemüse und nach der Mahlzeit regen Gewürze die Verdauungskraft an. Stoffwechselreste muss der Körper verdauen wie eine Mahlzeit, die er sich für später aufgehoben hat. Das ist nur möglich, wenn Magen und Darm nicht mit einem großen Essen belastet sind.

Zwischen Arbeit und Abendessen liegt idealerweise ein körperlicher Ausgleich. Wer Zeit findet für Walking, Jogging, eine Fahrradrunde oder Schwimmen, löst sich geistig vom Berufsalltag und baut Stress ab. Jetzt kann das Entschlackungswochenende beginnen.

18 Uhr: Spinatsuppe

250 g Spinat
1 Bund Basilikum
1 Zwiebel
½ TL Curry
½ TL Anis
etwas schwarzer Pfeffer (gemahlen)
500 ml Gemüsebouillon

Spinat und Basilikum waschen, Blätter von den Stielen zupfen. Zwiebel schälen und klein würfeln.

Zwiebelwürfel trocken mit den Gewürzen unter Rühren in einem Topf anbraten. Nassen Spinat und Kräuter zugeben, mit Bouillon aufgießen. Einmal aufkochen, keinesfalls zerkochen und warm essen.

Verdauungsgewürze

2 gestr. TL Selleriesamen
2 gestr. TL Senfsamen
2 gestr. TL Kreuzkümmel
1 geh. TL Berberitzenbeeren

Alle Zutaten mischen und trocken in einer Dose aufbewahren. Die Menge reicht für das Entschlackungswochenende. Morgens, nach dem Mittag- und Abendessen je 1 gestrichenen TL dieser Mischung langsam kauen.

ABENDAKTIVITÄTEN

Ein Saunabesuch oder ein warmes Vollbad stimmt auf die Entschlackung ein. Gehen Sie in eine trocken-heiße Sauna, nicht in ein feucht-heißes Dampfbad, denn feuchte Hitze erhöht das

Wasserelement im Körper, das abgebaut werden soll. Ölen Sie Ihren Körper anschließend dünn mit Mandel- oder Jojobaöl ein, auch Haare, Kopfhaut und die Nägel. Das Öl zieht über Nacht tief ein und unterstützt die Gewebeentschlackung, indem es fettlösliche Schlacken bindet, die über den Darm ausgeleitet werden.

Erster Entschlackungstag: Samstag

Die beste Zeit zum Aufstehen ist die Vata-Phase zwischen zwei und sechs Uhr morgens. Zwar mag es manchem ungewohnt erscheinen, am Wochenende kurz vor sechs Uhr das Bett zu verlassen, doch das unruhige Vata macht jetzt munter. Versuchen Sie es.

Nach dem Aufwachen aktiviert eine Bauchmassage noch im Bett die Darmtätigkeit. Legen Sie dazu beide Hände flach nebeneinander auf den Unterbauch und massieren Sie abwechselnd mit den Fingerspitzen und den Handballen sanft fünf bis zehn Minuten in den Bauch hinein. Kreisen Sie zum Abschluss mit aufeinandergelegten Händen im Uhrzeigersinn um den Nabel. Ziel ist die Darmentleerung vor dem Frühstück. Vata als bewegende Energie regt morgens die Peristaltik an.

Die Beweglichkeit von Dünn- und Dickdarm entscheidet über die Verwertung der Nährstoffe und die Aufarbeitung der Schlacken. Ein verstopfter, träger Darm kann Stoffwechselreste aus dem Gewebe kaum aufnehmen und abarbeiten. Die Tätigkeit der Verdauungsenzyme wird blockiert und die Nährstoffe können die Darmschleimhaut in Richtung Blutbahn kaum noch durchdringen. Dann ist die Versorgung des Körpers beeinträchtigt. Wer entschlacken möchte, benötigt einen aktiven Darm, eine gut durchblutete Darmschleimhaut und keine Verdauungsreste im Darm.

MORGENROUTINE

Auf die Massage folgt eine warme Dusche und die Haarwäsche. Das Öl vom Abend zuvor hat neuen Glanz bis in die Haarspitzen gebracht. Gewöhnen Sie sich als Teil der Körperpflege an, die Zunge mit der Zahnbürste abzubürsten oder mit einem im Fachhandel erhältlichen ayurvedischen Zungenspatel zu säubern. Weißer oder gräulicher Belag auf der Zunge ist Indiz für vorhandene Schlacken. Erst wenn die Zunge morgens von allein rosig aussieht, ist der Körper tatsächlich entschlackt. Während Erkältungs- oder Grippewellen ist diese Zungenreinigung eine effektive Abwehr gegen krankheitserregende Viren und Bakterien.

Ersetzen Sie die gewohnte Körpermilch durch Feuchtigkeit spendendes Aloe-vera-Gel. Fett erhält die Haut in den nächsten Wochen durch Einölungen und Massagen.

Das Frühstück entfällt am ersten Entschlackungstag. Damit wird eine lieb gewonnene Gewohnheit abgelegt. Wer um acht Uhr Brot, Wurst oder Käse, zuckerhaltige Marmelade und Butter verzehrt, füllt den Magen, ohne den Körper zu nähren, weil das Frühstück um diese Zeit nicht umgehend verarbeitet wird. Das bedeutet, dass der Magen für die nächsten Stunden nur Ballast trägt. Bereiten Sie stattdessen das Morgengetränk aus warmem Wasser mit einem Spritzer Zitronensaft und einem halben Teelöffel Honig zu. Verwenden Sie dafür möglichst kaltgeschleuderten Bienenhonig und kochen Sie ihn nie auf. Er löst sich gut in warmem Wasser, wenn Sie alles mit einem Teelöffel umrühren. Bis zum 28. Tag werden Sie jeden Morgen zuerst ein Glas Honigwasser trinken. Wer sich außerdem für eine pflanzliche Unterstützung beim Fettabbau entschieden hat, beginnt heute mit der täglichen Einnahme von Trifala-Guggul (siehe Seite 62).

Nutzen Sie die Frühstückszeit für den Frühsport. Ab jetzt beginnen die Wochenenden mit 15 bis 30 Minuten Lauftraining.

FRISCHE ZUTATEN FÜR DEN ERSTEN DIÄTTAG

500 g Magerquark
1 Zitrone
1 Orange
1 Birne
1 Bund Frühlingszwiebeln
1 Bund Zitronenmelisse
1 Bund Radieschen
1 Bund Schnittlauch

ABFÜHREN UND ENTWÄSSERN

Es empfiehlt sich, am Vormittag abzuführen mit zwei Esslöffeln Flohsamenschalen und reichlich warmem Wasser oder mehreren Gläsern Kräutertee; sie reinigen den Darm. Das indische Hausmittel wirkt wie Ballaststoffe pur.

Alternativ bietet sich ein gestrichener Esslöffel Bittersalz in 200 Milliliter warmem Wasser mit einem Spritzer Zitronensaft an.

Anschließend bleiben Sie besser zu Hause. Langsame Bewegungen unterstützen die Darmaktivität.

Vertreiben Sie sich die Zeit mit einer Gewürzabkochung. Selleriesamen, Senfkörner oder zerdrückte Wacholderbeeren entwässern. Kochen Sie einen gehäuften Esslöffel eines Gewürzes in einem Liter Wasser 20 Minuten lang, filtern und in einer Thermoskanne heiß halten. Trinken Sie die Abkochung in kleinen Portionen.

12 bis 13 Uhr: Mung-Reis-Suppe

50 g gelbe Mungbohnen
50 g Basmatireis
½ TL Kreuzkümmel

½ TL Senfsamen
½ TL Curry
2 Prisen Salz
400 ml Gemüsebouillon

Mung und Reis waschen, mit den Gewürzen in der Bouillon einmal aufkochen, bei mittlerer Hitze 20 Minuten weich köcheln lassen. Warm essen.

VERDAUUNGSFÖRDERNDER LEBENSSTIL

Die Suppe ist mit Kreuzkümmel, Senfsamen sowie dem Gelbwurz im Curry kräftig gewürzt, sodass die Verdauungssäfte aktiviert werden. Nach dem Essen fördert Ruhe die Verdauung. Übungen aus dem Yoga, eine Meditation (siehe Seite 96 f.) oder ein Spaziergang entspannen. Vermeiden Sie Ärger, Anspannung und Aufregung in diesen Tagen, denn die Verdauungsorgane reagieren empfindlich.

Während des Entschlackungswochenendes ist schweißtreibender Sport nicht zweckmäßig, weil der Organismus jetzt zu sehr mit sich selbst beschäftigt ist.

18 Uhr: Gemüseplatte

1 Karotte
1 Zucchino
2 Chicorée
1 gestr. TL Ghee
1 gestr. TL grüner Pfeffer (zerrieben)
1 gestr. TL Senfsamen
1 geh. TL Koriandersamen
1 geh. TL Berberitzenbeeren

Gemüse waschen und putzen. Karotte und Zucchino in Stifte, Chicorée in 2 cm dicke Streifen schneiden. Im Dampftopf oder in 100 ml Gemüsebouillon Karotte und Zucchino dämpfen beziehungsweise garen, Chicorée kurz dazulegen.

Ghee in einer kleinen Pfanne erhitzen. Gewürze 1 Minute unter Rühren anbraten. Passen Sie auf, denn sie springen hoch. Berberitzen zugeben und die Mischung über das bissfeste Gemüse gießen.

ENTSPANNT IN DEN ABEND

Gewöhnen Sie sich schon jetzt an ruhige Mahlzeiten. Wenn Sie allein essen, hören Sie Musik dazu. Gut geeignet ist klassische Klavier- oder Flötenmusik, indische Ragas auf Sitar und Tabla gespielt oder Meditationsmusik, zum Beispiel Vogelstimmen.

Im Fachhandel erhalten Sie auch ayurvedische Meditationsmusik, zum Beispiel von dem Ayurveda-Spezialisten und Musiktherapeuten Dr. Shri Balaji També. Experten sagen diesen Klängen eine heilsame Wirkung nach.

Wenn Sie in der Familie oder mit Freunden speisen, bestehen Sie auf positive Tischgespräche, weil Auseinandersetzungen, Streit oder hitzige Wortgefechte belasten und Verdauungsstörungen hervorrufen können. Auch Probleme, mit denen Sie sich am Abend beschäftigen, stören den Schlaf. Wählen Sie daher Fernsehfilm, Kino, Theater oder Lektüre gezielt aus!

Zweiter Entschlackungstag: Sonntag

Die Morgenroutine mit Bauchmassage im Bett, Honigwasser und Frühsport bleibt von nun an Ihr Wegbegleiter. Geduscht wird, wie auch bei einem Yoga-Programm, erst danach. Bringen Sie Abwechslung in den täglichen Weg beim Walking oder Jogging, damit Langeweile als Motivationsbremse gar nicht erst aufkommt.

Ölen Sie sich anschließend von Kopf bis Fuß mit aktivierendem Rosmarinöl oder einem Kapha-Öl ein, lassen Sie es 15 Minuten einziehen und duschen Sie sich warm ab. Wer sich vor der Dusche mit grobem Vollkornmehl abreibt, kann so die Haut von abgestorbenen Hautschuppen befreien – ein preiswertes Peeling.

Lorbeerabkochung
10 Lorbeerblätter (getrocknet oder frisch)
1 l Wasser

Lorbeerblätter grob zerreißen, im Wasser 20 Minuten sprudelnd kochen und abseihen. Sud in einer Thermoskanne warm halten und über den Tag hinweg austrinken. Lorbeer stärkt die Verdauung, entschlackt und gleicht Kapha aus. Die Blätter gelten als scharf.

10 Uhr: Frühstück
1 großer Apfel
2 Msp. Zimt (gemahlen)
etwas Muskatnuss (gerieben)
1 geh. TL Berberitzenbeeren

Apfel waschen, halbieren, entkernen und in dicke Scheiben schneiden. Würzen und in einer Pfanne unter Rühren 1 bis 2 Minuten erwärmen. Berberitzenbeeren daraufstreuen und warm essen.

MENTAL VORBEREITEN

Machen Sie sich am Vormittag mit den Rezepten (siehe Seite 118 ff.) und dem Aktivprogramm (siehe Seite 87 ff.) vertraut. Die Umstellung der Tagesroutine erfordert ein verändertes Planen und für die Gerichte sind neue Zubereitungsarten auszuprobieren. Diese Vorbereitung hilft, sich schneller umzustellen, wenn am Montag die Hektik des Berufsalltags wieder einsetzt.

13 Uhr: Linsen-Reis-Suppe

50 g rote Linsen
50 g Basmatireis
½ TL Kreuzkümmel
½ TL Curry
5 Kardamomkapseln
2 Prisen Salz
400 ml Gemüsebouillon

Linsen und Reis waschen, mit den Gewürzen einmal in der Bouillon aufkochen, bei mittlerer Hitze 20 Minuten weich köcheln lassen. Vor dem Verzehr die Kardamomkapseln entfernen.

Der Kardamomgeschmack wird intensiviert, wenn Sie die Kapseln vor dem Kochen öffnen und die dunklen Körner daraus mitkochen.

ENTSPANNTE BEWEGUNG

Unternehmen Sie am Nachmittag eine Radtour oder Wanderung – zwei, drei Stunden sollten auch Ungeübte meistern. Packen Sie warmen Tee oder kohlensäurefreies Mineralwasser ein und kehren Sie wegen des Verführungsrisikos besser nicht ein. Gehen Sie bei großer Hitze schwimmen, und zwar zweimal eine halbe Stunde am Stück schwimmen und nicht nur auf der Wiese liegen. Spielen Sie zwischendurch Federball oder Frisbee.

Sport und Aktivität setzen nicht nur das Fett in Energie um und bauen Muskeln auf, sondern lenken auch von Essgelüsten ab. Viele machen sich das Abnehmen nämlich mit imaginären Koch- oder Backorgien von geräuchertem Aal bis Zuckergusstorte unnötig schwer. Das gleicht mentaler Selbstzerstörung.

18 Uhr: Gemüseplatte

1 großer Fenchel (mit Grün)
150 g Zuckerschoten
1 Bund Estragon
1 gestr. TL Ghee
½ TL Kümmel
½ TL Senfsamen
½ TL Curry
100 ml Gemüsebouillon
1 geh. TL Berberitzenbeeren

Gemüse waschen und putzen. Fenchel halbieren und in dünne Scheiben schneiden. Estragon waschen und die Blättchen abzupfen.

Ghee in einer Pfanne erhitzen, Gewürze 1 Minute unter Rühren anbraten. Gemüse zugeben und 5 Minuten mitbraten. Bouillon angießen, Berberitzen zugeben. Gemüse höchstens noch 2 Minuten köcheln lassen. Mit Kräutern bestreut essen.

INHALATION AM ABEND

Machen Sie spätestens eine Stunde vor dem Zubettgehen eine Inhalation mit Kamillensud. Diese Heilpflanze befreit Atemwege, Stirn- und Nebenhöhlen von Schleimansammlungen, beugt in Frühjahr oder Herbst Erkältungen vor und befeuchtet die Gesichtshaut. Beim Abnehmen ist die Hautfeuchtigkeit sehr wichtig, weil die fettarme Nahrung Vata anschwellen lässt. Diese Energie trocknet aus.

Inhalationsdampf

3 EL Kamillenblüten (getrocknet)
2 EL Johannisbeer- oder Rosmarinblätter (getrocknet)
2 l Wasser

Blüten im Wasser einmal aufkochen, dann 30 Minuten köcheln lassen, eventuell filtern.

Beugen Sie sich im Sitzen mit dem Kopf ganz über den heißen Topf, decken Sie ein Badehandtuch über sich und den Topf und atmen Sie die Dämpfe 10 Minuten lang ein. Stellen Sie sich einen Wecker, damit Sie die Zeit nicht unnötig überziehen, und cremen Sie sich anschließend Gesicht und Dekolletee mit Aloe-vera-Gel ein.

Im Verlauf der vier Wochen können Sie die Inhalationskräuter nach Belieben variieren mit Eukalyptus, Rosmarin, Salbei und Zimt, die alle eine anregende Wirkung haben.

Ingwer-Kreuzkümmel-Aperitif

Bereiten Sie am Abend den Kräuteraperitif für die erste Woche vor. Er ist wöchentlich verschieden zusammengesetzt und wird täglich vor dem Abendessen, am Wochenende auch vor dem üppigeren Mittagessen getrunken. Im Gegensatz zu alkoholischen Aperitifs fördert er die Verdauung, ohne den Hunger zu steigern. Mit Alkohol wird rasch mehr gegessen als der Körper braucht.

5 cm Ingwerwurzel
1 geh. EL Kreuzkümmel
1 l Wasser

Ingwer schälen, längs halbieren und mit dem Kreuzkümmel 20 Minuten kochen. Filtern, in eine verschließbare Flasche oder Karaffe füllen und zimmerwarm aufbewahren.

Der Liter wird beim Kochen etwa auf einen dreiviertel Liter reduziert, der für den täglichen Drink von 60 Millilitern jedoch völlig ausreicht.

Der Vier-Wochen-Plan

Die Ernährungsumstellung dauert einen Monat und Sie werden in dieser Zeit mindestens vier Kilogramm abnehmen. Wesentlich mehr abzunehmen wäre auch ungesund. Etwas schneller können Sie abspecken und auch später besser das Gewicht halten, wenn Sie sich vegetarisch ernähren. Sportler und Models wissen das.

Einzelne Mahlzeiten sollten nicht gegeneinander ausgetauscht werden, weil das Mittagessen am Abend nicht mehr verdaut werden kann und das Abendessen mittags nicht sättigt. Auch die Vorspeise sollte nicht schon während des Vormittags oder als Dessert gegessen werden, weil sie die Verdauungssäfte für die Hauptmahlzeit anregt.

Alle Rezepte sind für eine Person berechnet. Wer großen Hunger verspürt, isst mehr Gemüse oder frisches Obst, jedoch nicht mehr Getreide, Milchprodukte, Fett, Fleisch oder Fisch. Sind die Gemüse- oder Obstmengen in Stück angegeben, kaufen Sie eine mittlere Größe. Tagsüber können Sie beliebig viel trinken, nach dem Abendessen wenig. Kochen Sie sich abends ein wenig Tee oder Ingwerwasser und trinken und essen Sie nichts Eiskaltes.

Gewürzvorrat

Zusätzlich zu den am Entschlackungswochenende (siehe Seite 100 f.) verwendeten Gewürzen benötigen Sie:

Cayennepfeffer, schwarzer Pfeffer (gemahlen)

Ingwer (getrocknet, gemahlen)

Safran

Getränkevorrat

1 Kasten Mineralwasser (still, natriumarm)
Kaffee oder Getreidekaffee
Schwarzer und grüner Tee
Diverse Kräutertees, Mate, Rooibuschtee
je nach Geschmack

Einkaufsliste für die erste Woche

1 kleine Flasche Sonnenblumenöl (kaltgepresst)
1 kleine Flasche Olivenöl (kaltgepresst)
200 g Roggennudeln
1 Paket Roggen-Knäckebrot
130 g grüne Mungbohnen
1 Tüte Kürbiskerne
1 Tüte Sonnenblumenkerne
1 Tüte Kokosflocken
1 Tüte Rosinen
100 g Äpfel (getrocknet)
100 g Birnen (getrocknet)
1 kleines Paket Haferkleie
1 kleines Paket Maisflocken (ungesüßt)
100 g getrocknete Tomaten (nicht in Öl eingelegt)
1 kleine Tube Senf (scharf oder grobkörnig)
1 Tüte Sesam
1 kleine Flasche Sojasauce (ungesalzen)
2 Stängel Zitronengras
90–110 g Ingwerwurzel

500 g Magerquark
300 g Magerjoghurt
400 g Tofu

3 Zitronen
2 Birnen
3 Orangen
8 Aprikosen
250 g Erdbeeren
2 Pfirsiche
300 g Himbeeren
1 Apfel
2 Nektarinen
150 g Johannisbeeren

1 Bund Frühlingszwiebeln
1 Bund Zitronenmelisse
1 Bund Radieschen
1 rote Paprikaschote
2 Bunde Schnittlauch
300 g Brokkoli
1 Knoblauchknolle
1 Bund Estragon
1 Zucchino
3 Zwiebeln
1 Staudensellerie
700 g Karotten
200 g Sprossen (Mungbohnen, Linsen oder Kichererbsen)
1 Blumenkohl
1 Bund Basilikum
200 g Spinat
2 Chicorée
2 große Kartoffeln
1 Bund Dill
1 Bund Minze

500 g grüner Spargel
2 Bunde Koriandergrün
2 Rote Bete (mit Blättern)
200 g Zuckerschoten
1 Fenchel (mit Grün)
1 Kasten Kresse
1 Pak Soi
300 g Kürbis
100 g Sojabohnensprossen
1 Bund Portulak
250 g Austernpilze
1 Bund Blattpetersilie

150 g Hähnchenbrust (ausgelöst)
150 g Kabeljaufilet
150 g Lammfilet

Sie finden alle frisch einzukaufenden Lebensmittel für den nächsten Tag oder das folgende Wochenende noch einmal zusammengestellt am Einkaufstag.

1. Tag: ***Montag***

VOR DEM FRÜHSPORT

1 Glas heißes Wasser mit ½ TL Honig und
1 Spritzer Zitronensaft
Schwarzer Tee, Kaffee oder Getreidekaffee

Frühstück: Kräuterquark

150 g Magerquark
30 ml Mineralwasser
½ Bund Frühlingszwiebeln
½ Bund Zitronenmelisse
2 Msp. Cayennepfeffer

Quark mit Mineralwasser glatt rühren. Frühlingszwiebeln putzen und in Röllchen schneiden. Melisse waschen und Blätter abzupfen. Mit dem Cayennepfeffer unter den Quark ziehen.

Idealerweise essen Sie das Frühstück nicht vor zehn Uhr und achten auf eine dreistündige Essenspause bis zum Mittagessen. Wer das nicht realisieren kann, frühstückt früher oder lässt das Frühstück ausfallen. Alternativ können Sie gegen zehn Uhr 250 ml Vollmilch mit 3,5 % Fett oder zwei Stück Obst (Äpfel, Birnen, Orangen ...) zu sich nehmen.

Tagesgetränk: Pfefferwasser

2 gestr. EL schwarze Pfefferkörner
1 l Wasser

Pfefferkörner im Wasser 20 Minuten kochen und filtern. In einer Thermoskanne mit an den Arbeitsplatz nehmen und in kleinen Portionen bis zum Nachmittag trinken. Sie können statt der Gewürzabkochungen auch auf heißes Wasser oder Ingwerwasser ausweichen. Eine Stunde vor dem Abendessen sollten Sie jedoch nichts mehr trinken.

12–13 Uhr Vorspeise: Obst

1 Birne
1 geh. EL Sesam
Pfeffer aus der Mühle

Birne waschen, halbieren, entkernen und in Scheiben schneiden. Eventuell 2 Minuten dünsten und mit Sesam bestreuen. Nach Geschmack pfeffern. Berufstätige nehmen den Sesam in einem Tütchen mit und essen das Obst roh.

Hauptspeise: Linsensalat

90 g rote Linsen
300 ml Gemüsebouillon
1 Bund Radieschen
1 rote Paprikaschote
1–2 cm Ingwerwurzel
2 Msp. schwarzer Pfeffer (gemahlen)
2 Prisen Salz
½ TL Anis
1 geh. TL Berberitzenbeeren
1 Bund Schnittlauch
1 Orange
1 TL Olivenöl

Am Sonntagabend die Linsen zugedeckt in der Bouillon 10 bis 12 Minuten köcheln lassen und abgießen. Radieschen und Paprika waschen, putzen, klein schneiden und zu den Linsen geben. Ingwer schälen und fein reiben. Linsen würzen, Berberitzen unterrühren und über Nacht kühl stellen.

Montagmorgen Schnittlauch waschen, in Röllchen schneiden und unter den Salat mischen. Orange auspressen, Saft und das Öl über den Salat gießen und umrühren. In einer fest verschließbaren Dose mitnehmen. Nichtberufstätige bereiten das Mittagessen frisch zu und essen den Salat warm.

Nach dem Essen

Verdauungsgewürze (siehe Seite 103) knabbern.

VORSCHLAG FÜR KANTINE ODER RESTAURANT

Salatteller (ohne Mais, Oliven und Tomaten) mit gebratenen Pilzen, nehmen Sie als Marinade nur 1 TL Öl; Spargel mit Kartoffeln und 1 TL Butter. Vorspeise und Verdauungsgewürze nehmen Sie mit.

FRISCHE ZUTATEN EINKAUFEN

150 g Hähnchenbrust (ausgelöst)
300 g Magerjoghurt
8 Aprikosen
300 g Brokkoli
1 Knoblauchknolle
1 Bund Estragon
1 Zucchino
1 Zwiebel
1 Staudensellerie
2 Karotten

18 Uhr: Kräuteraperitif

Gemüsenudeln

50 g Roggennudeln
300 g Brokkoli
50 g Tomaten (getrocknet)
1 Knoblauchzehe
½ TL grüner Pfeffer (zerrieben)
1 TL Sonnenblumenöl
50 ml Gemüsebouillon
1 Bund Estragon

Nudeln in reichlich Wasser bissfest kochen. Brokkoli waschen, putzen und in Röschen teilen. Strunk klein würfeln und getrocknete Tomaten klein schneiden. Knoblauch schälen und fein hacken. Gewürze im Öl 1 Minute anbraten, mit Bouillon ablöschen. Brokkoli darin zugedeckt 10 Minuten garen, Tomaten 2 Minuten vor Ende der Garzeit zufügen. Estragon waschen und Blätter abzupfen. Gemüse und Nudeln mischen. Estragon darüberstreuen.

ABENDAKTIVITÄT

Der erste Tag war anstrengend. Eine Meditation über Ihre Ziele und die Rückbesinnung auf das Entschlackungswochenende hilft entspannen. Manchen motiviert, die eigenen Wünsche und Gefühle aufzuschreiben. Beginnen Sie jede Woche mit einem meditativen Abend – aber sitzen Sie nicht die ganze Zeit.

2. *Tag:* ***Dienstag***

VOR DEM FRÜHSPORT

1 Glas heißes Wasser mit ½ TL Honig und
1 Spritzer Zitronensaft
Pfefferminz- oder anderer Kräutertee

Frühstück: Lassi

150 g Joghurt
150 ml Mineralwasser
3–5 Koriandersamen
1 Msp. Curry

Joghurt und Wasser mit den zermahlenen Gewürzen gut verrühren – falls vorhanden mit einem elektrischen Mixstab. Sie können das Lassi gut in einer verschließbaren Flasche mit zum Arbeitsplatz nehmen.

Wer Hunger verspürt, knabbert 3 gehäufte EL ungesüßte Maisflocken vermischt mit 1 gehäuften TL Rosinen dazu.

Tagesgetränk: Selleriewasser

1 geh. EL Selleriesamen
1 l Wasser

Gewürzsamen im Wasser 20 Minuten kochen und filtern.

12–13 Uhr Vorspeise: Trockenobst

50 g Äpfel (getrocknet)

Das Trockenobst eventuell mit einigen Spritzern Zitronen- oder Orangensaft würzen und gründlich kauen.

Hauptspeise: Geflügel mit Chutney

150 g Hähnchenbrust (ausgelöst)
250 ml Gemüsebouillon
8 Aprikosen
1 Zucchino
1 Zwiebel
1–2 cm Ingwerwurzel
1 gestr. TL Ghee
2 Msp. Cayennepfeffer
2 Prisen Salz
1 geh. TL Berberitzenbeeren

Am Vorabend das Hähnchenfleisch in der Bouillon 15 Minuten köcheln lassen. Über Nacht darin liegen lassen. Aprikosen waschen, entsteinen und achteln. Gemüse waschen, putzen und klein hacken. Ingwer schälen und in feine Streifen schneiden. Gemüse im Ghee anbraten, würzen, 1 bis 2 EL Bouillon angießen. 5 Minuten mit den Aprikosen und Berberitzenbeeren köcheln lassen und anschließend kühl stellen.

Fleisch und Chutney am nächsten Morgen für die Mittagspause getrennt mitnehmen. Nichtberufstätige essen Hähnchen und Chutney frisch zubereitet.

Nach dem Essen

Verdauungsgewürze knabbern.

VORSCHLAG FÜR KANTINE ODER RESTAURANT

Gedünstete/gebratene Hähnchenbrust mit gekochtem Gemüse/Kartoffeln. Beachten Sie, dass Saucen Mehl und/oder Sahne enthalten.

18 Uhr: Kräuteraperitif

Gemüseplatte

1 Staudensellerie
100 ml Gemüsebouillon
2 Karotten
1 Knoblauchzehe
½ Bund Frühlingszwiebeln
½ TL Kreuzkümmel
½ TL Curry
1 TL Olivenöl
1 geh. TL Berberitzenbeeren
½ Bund Zitronenmelisse

Sellerie in 5 cm lange Stücke teilen, in Bouillon 10 bis 12 Minuten bissfest kochen. Karotten schaben und grob reiben. Knoblauch schälen und fein hacken. Frühlingszwiebeln putzen und in schmale Ringe schneiden. Karotten und Zwiebeln mit den Gewürzen im Öl unter Rühren 2 Minuten bissfest anbraten. Berberitzen zufügen. Zitronenmelisse waschen und Blätter abzupfen. Unter die warmen Karotten heben. Staudensellerie auf einem Teller anrichten, Karotten darauf verteilen.

ABENDAKTIVITÄT

Beenden Sie den Arbeitstag, indem Sie sich bewegen. Nutzen Sie den Heimweg zu einem Spaziergang, joggen beziehungsweise walken Sie. Die Aktivität löst Anspannung, verjagt den Tagesstress und lenkt von Essgelüsten ab. Später machen eine Ölmassage und ein warmes Vollbad wohlig müde. Entweder Sie massieren sich selbst (siehe Seite 95 f.) oder nehmen eine ayurvedische Ölmassage in ihrer Nähe in Anspruch: Abhyanga.

FRISCHE ZUTATEN EINKAUFEN

200 g Tofu

250 g Erdbeeren

100 g Sprossen

1 Blumenkohl

1 Bund Basilikum

200 g Spinat

2 Chicorée

2 Stängel Zitronengras

3. Tag: ***Mittwoch***

VOR DEM FRÜHSPORT

1 Glas heißes Wasser mit ½ TL Honig und 1 Spritzer Zitronensaft
Schwarzer Tee, Kaffee oder Getreidekaffee

Frühstück: Sprossenquark

150 g Magerquark
30 ml Mineralwasser
½ TL Anis
100 g Sprossen (Mungbohnen, Linsen oder Kichererbsen)

Quark mit Mineralwasser glatt rühren und würzen. Sprossen waschen, abtropfen lassen und unterziehen.

Tagesgetränk: Zitronenwasser

2 Zitronengrasstängel
(Ersatz: 2 geh. EL getrocknetes Zitronengras)
1 l Wasser

Das äußere Blatt vom Zitronengras entfernen, Stängel längs halbieren, im Wasser 20 Minuten auskochen und abgießen. Getrocknetes Zitronengras wie gekauft abkochen.

12–13 Uhr Vorspeise: Obst

250 g Erdbeeren
2 Msp. Zimt
1 geh. EL Haferkleie

Erdbeeren waschen, Grün entfernen und Erdbeeren halbieren, anschließend würzen und mit Kleie bestreuen.

Hauptgericht: Blumenkohlcreme

1 Blumenkohl
100 ml Gemüsebouillon
½ TL Senfsamen
½ TL Curry
2 Prisen Salz
1 geh. TL Berberitzenbeeren
½ Bund Basilikum
1 geh. EL Kürbiskerne
2 Scheiben Roggen-Knäckebrot

Am Vorabend Gemüse waschen, putzen, grob zerteilen, in der Bouillon 10 bis 12 Minuten mit allen Gewürzen und den Berberitzen bissfest kochen. Abgießen und pürieren. Über Nacht kühl stellen.

Morgens Basilikumblätter abzupfen, waschen und unterziehen. Kürbiskerne auf die Gemüsecreme streuen und mit dem Knäckebrot in der Mittagspause essen. Nichtberufstätige kochen die Creme frisch und essen sie heiß.

Nach dem Essen

Verdauungsgewürze knabbern.

VORSCHLAG FÜR KANTINE ODER RESTAURANT

Gemüseplatte ohne Ei und ohne Sauce hollandaise; 2 Teller Minestrone mit etwas Käse. Die auf Speisekarten so oft vertretenen Tomatensuppen sind nicht günstig, weil die wasserreichen Tomaten Kapha erhöhen und gewöhnlich aus Konserven stammen.

18 Uhr: Kräuteraperitif

Tofu auf Blattgemüse
200 g Tofu
200 g Spinat
2 Chicorée
1–2 cm Ingwerwurzel
1 Knoblauchzehe
½ TL Koriandersamen
1 TL Sonnenblumenöl
1 EL Sojasauce
1 geh. EL Kokosflocken

Tofu in schmale Scheiben schneiden. Gemüse waschen, putzen, Chicorée in 1 cm breite Streifen schneiden. Ingwer und Knoblauch schälen und klein hacken.

Gewürze im Öl unter Rühren 1 Minute anbraten. Gemüse nass dazugeben und umrühren. Mit Sojasauce abschmecken. Tofu daraufsetzen und zudecken. 5 Minuten bei mittlerer Hitze garen. Mit Kokos bestreut essen.

ABENDAKTIVITÄT
Mittwochs ist Saunatag. Verbinden Sie die warme Entspannung mit einem einstündigen Fitnesstraining. Für Ungeübte bieten sich Aerobic, Stretching oder Übungen für die Problemzonen Bauch, Beine, Po an. Anschließend erholen Sie sich bei mehreren Saunagängen.

FRISCHE ZUTATEN EINKAUFEN

1 Orange

1 Zitrone

2 große Kartoffeln

1 Bund Dill

1 Bund Minze

1 Bund Koriandergrün

500 g grüner Spargel

4. *Tag:* ***Donnerstag***

VOR DEM FRÜHSPORT

1 Glas heißes Wasser mit ½ TL Honig und
1 Spritzer Zitronensaft
Pfefferminz- oder anderer Kräutertee

Frühstück: Müsli

1 geh. EL Sonnenblumenkerne
1 geh. TL Rosinen
3 geh. EL Maisflocken (ungesüßt)
2 Msp. Anis
1 Orange

Sonnenblumenkerne, Rosinen, Maisflocken und Anis gründlich verrühren. Orange halbieren, eine Hälfte auspressen, die andere filetieren. Alles vermischen und sofort essen.

Tagesgetränk: Kümmelwasser

1 geh. EL Kümmel
1 l Wasser

Gewürze im Wasser 20 Minuten kochen und filtern.

12–13 Uhr Vorspeise: Trockenobst
50 g Birnen (getrocknet)

Hauptspeise: Kartoffeln mit Quark
2 große Kartoffeln
200 g Magerquark
40 ml Mineralwasser
¼ TL Senf
½ TL grüner Pfeffer (zerrieben)
2 Prisen Salz
1 Bund Dill
1 Bund Minze

Kartoffeln bürsten, mit Schale in wenig Wasser 25 bis 30 Minuten kochen und dann pellen. Quark mit Mineralwasser glatt rühren, würzen. Kräuter waschen, Blätter klein hacken und unterziehen.

Berufstätige kaufen zu dem Quark zwei Roggenbrötchen.

Nach dem Essen
Verdauungsgewürze knabbern.

VORSCHLAG FÜR KANTINE ODER RESTAURANT
Folienkartoffel mit Quark, eventuell mit kleinem Salatbukett, aber keinesfalls mit Lachs. In der Kantine können Sie auch zwei, drei Gemüsebeilagen wählen.

18 Uhr: Kräuteraperitif

Grüner Spargel mit Mung-Creme

500 g grüner Spargel
1 gestr. TL Ghee
½ TL Kreuzkümmel
½ TL Senfsamen
½ TL Curry
50 g grüne Mungbohnen
150 ml Gemüsebouillon
1 Bund Koriandergrün

Spargel im unteren Drittel schälen und in reichlich Wasser 10 bis 15 Minuten bissfest kochen. Ghee mit den Gewürzen 1 Minute erhitzen, Mungbohnen und Gemüsebouillon zugießen, in 25 bis 30 Minuten weich köcheln lassen und eventuell pürieren. Koriandergrün waschen, abzupfen und unterrühren. Zusammen anrichten.

ABENDAKTIVITÄT

Spielen Sie eine Stunde Federball oder Tennis beziehungsweise eine halbe Stunde Squash. Wer Kinder hat, nutzt die Stunde nach dem Essen zum Toben. Singles genießen vielleicht einen ausgedehnten Stadtbummel. Machen Sie eine Stunde vor dem Zubettgehen eine Inhalation (siehe Seite 112).

FRISCHE ZUTATEN EINKAUFEN

200 g Tofu

2 Pfirsiche

2 Rote Bete (mit Blättern)

200 g Zuckerschoten

1 Fenchel (mit Grün)

1 Bund Schnittlauch

5. *Tag:* ***Freitag***

VOR DEM FRÜHSPORT

1 Glas heißes Wasser mit ½ TL Honig und
1 Spritzer Zitronensaft
Grüner Tee, eventuell mit getrockneten Blüten

Frühstück: Lassi

150 ml Joghurt
150 ml Mineralwasser
2 Msp. Ingwer (getrocknet, gemahlen)
etwas Muskatnuss (gerieben)

Joghurt, Wasser und Ingwer gut verrühren, mit frisch geriebenem Muskat bestreuen und trinken.

Bei Hunger 3 gehäufte EL ungesüßte Maisflocken zusammen mit 1 gehäuften TL Pistazien dazu knabbern.

Tagesgetränk: Lorbeerwasser

10 Lorbeerblätter
1 l Wasser

Blätter grob zerreißen, im Wasser 20 Minuten auskochen und abgießen.

12–13 Uhr Vorspeise: Obst
2 Pfirsiche
1 geh. EL Sesam
1 geh. TL Kokosflocken

Pfirsiche waschen, halbieren, entkernen, in Scheiben schneiden – eventuell 2 Minuten trocken in einer Pfanne dünsten. Das Obst darf nicht matschig werden. Mit Sesam und Kokos bestreuen.

Hauptspeise: Rote-Bete-Creme
2 Rote Bete (mit Blättern)
100 ml Gemüsebouillon
2 Msp. schwarzer Pfeffer (gemahlen)
2 Prisen Salz
½ TL Anis
½ Bund Basilikum
1 geh. EL Kürbiskerne
2 Scheiben Roggen-Knäckebrot

Am Vorabend Rote Bete waschen, Blätter abschneiden und in 1 cm breite Streifen schneiden. Knollen schälen und achteln. Knollen in der Bouillon 20 Minuten dünsten, würzen und pürieren. Die Blätter in einem Sieb mit kochendem Wasser übergießen. Mit dem Gemüsepüree mischen.

Morgens Basilikum waschen, Blätter abzupfen. Mit den Kürbiskernen unter die Gemüsecreme ziehen. In der Mittagspause mit Knäckebrot essen.

Nach dem Essen
Verdauungsgewürze knabbern.

VORSCHLAG FÜR KANTINE ODER RESTAURANT
»Gemüse aus dem Wok« mit wenig Reis. Bevorzugen Sie geschälten Reis, ungeschälter ist schwerer verdaulich. Gedünstetes Fischfilet mit Gemüse/Salat.

18 Uhr: Kräuteraperitif

Gemüse-Tofu
200 g Tofu
1 EL Sojasauce
200 g Zuckerschoten
1 Fenchel (mit Grün)
1–2 cm Ingwerwurzel
1 Knoblauchzehe
½ TL Selleriesamen
1 TL Sonnenblumenöl
1 Bund Schnittlauch

Tofu in schmale Scheiben schneiden und in der Sojasauce marinieren. Gemüse waschen und putzen. Fenchel würfeln, Fenchelgrün hacken und beiseite legen. Ingwer und Knoblauch schälen, klein hacken. Gewürze im Öl 1 Minute anrösten. Gemüse zugeben und 5 Minuten unter Rühren braten. Tofu daraufsetzen und zugedeckt weitere 2 Minuten garen. Eventuell 2 EL Gemüsebouillon angießen, wenn das Gemüse kein Wasser zieht. Schnittlauch waschen, in Röllchen schneiden und Tofu damit bestreuen.

ABENDAKTIVITÄT

Gehen Sie einmal pro Woche schwimmen. Brust- oder Rückenschwimmen beanspruchen alle Muskelgruppen. Besonders geeignet sind Warmbadetage in Frei- oder Hallenbädern. Schwimmen Sie zügig eine halbe Stunde. Nutzen Sie auch das Angebot von Wassergymnastik. Ruhen Sie anschließend warm eingepackt eine halbe Stunde. Sie können sich dort noch massieren lassen oder zu Hause selbst einölen (siehe Seite 93 f.).

6. Tag: ***Samstag***

VOR DEM LAUFEN

1 Glas heißes Wasser mit ½ TL Honig und
1 Spritzer Zitronensaft
Früchte- oder Rooibuschtee

MORGENS FIT

Wer den Samstag zum Einkaufen nutzt, macht aus der Pflicht eine Tugend, indem er mit dem Rad zum Markt fährt oder den Einkaufsbummel zu Fuß absolviert.

FRISCHE ZUTATEN EINKAUFEN

150 g Kabeljaufilet
150 g Lammfilet
500 g Magerquark
300 g Himbeeren
je 2 Äpfel und Nektarinen
150 g Johannisbeeren
1 Birne
1 Orange
3 Zitronen
1 Pak Soi
je 1 Bund Koriandergrün, Portulak, Blattpetersilie und Minze
300 g Kürbis
100 g Sojabohnensprossen
250 g Austernpilze
500 g Karotten
1 Gärtnergurke
2 Kästen Kresse

10 Uhr: Beerensalat

300 g Himbeeren
1 geh. TL Berberitzenbeeren
1 geh. TL Kokosflocken
2 Msp. Zimt

Himbeeren in einer Schüssel mit Berberitzen und Kokosflocken bestreuen und würzen. Halten Sie sich an den Wochenenden an die Frühstückszeit 10 Uhr und gönnen Sie Magen und Darm danach drei Stunden für die Verdauung.

Tagesgetränk: Kardamomwasser

1 geh. EL Kardamomkapseln
1 l Wasser

Kapseln im Wasser 20 Minuten kochen und abgießen.

13 Uhr: Kräuteraperitif

Vorspeise: Apfel-Kresse

1 Kasten Kresse
1 süßlicher Apfel
1 Zitrone
2 Msp. Senf

Kresse abschneiden und abbrausen. Apfel waschen und ungeschält grob reiben. Zitrone auspressen, Senf einrühren und über den Apfel gießen. Mit der Kresse mischen.

Hauptspeise: Fisch auf Pak Soi

150 g Kabeljaufilet
1 Pak Soi
1 Zwiebel
1–2 cm Ingwerwurzel
2 Msp. Cayennepfeffer
½ TL Koriandersamen
50 ml Gemüsebouillon
¾ Bund Koriandergrün

Fischfilet waschen. Pak Soi waschen, putzen und Blätter in 2 cm breite Streifen schneiden. Zwiebel schälen und in Ringe schneiden. Ingwer schälen und fein hacken. Zwiebel und Ingwer trocken in einer Pfanne anrösten. Gewürze zufügen und nach 1 Minute Rühren mit Bouillon ablöschen. Pak Soi auf die Zwiebeln legen und darauf den Fisch. Zugedeckt 7 bis 8 Minuten garen. Kräuter waschen, Blätter abzupfen und auf den gedünsteten Fisch streuen.

Nach dem Essen

Verdauungsgewürze knabbern.

SAMSTAGNACHMITTAG

Begeben Sie sich am Wochenende in den Freizeitstress, er vertreibt Kapha und muntert auf. Fahren Sie aufs Land oder nutzen Sie das Freizeitangebot der Stadt.

18 Uhr: Kräuteraperitif

Gemüsereis

300 g Kürbis
1–2 cm Ingwerwurzel
1 Knoblauchzehe
1 gestr. TL Ghee

50 g Basmatireis
½ TL grüner Pfeffer (zerrieben)
2 Prisen Salz
250 ml Gemüsebouillon
einige Fäden Safran
1 EL Sojasauce
1 geh. TL Berberitzenbeeren

Kürbis, Ingwer und Knoblauch schälen und klein würfeln. Knoblauch und Ingwer in Ghee anbraten, Reis zugeben und unter Rühren glasig werden lassen. Würzen und Bouillon angießen. Nach Geschmack mit einigen Fäden Safran würzen. Kürbiswürfel zugeben und zugedeckt auf kleiner Flamme 15 bis 20 Minuten köcheln lassen. Eventuell mehr Bouillon zugießen, mit Sojasauce abschmecken. Vor dem Essen Berberitzen unterrühren.

Dessert: Gewürzkräuter
¼ Bund Koriandergrün
¼ TL Kreuzkümmel
Zitronensaft

Koriander waschen, Blätter abzupfen und sehr fein hacken. Mit Kreuzkümmel mischen und mit einem Spritzer Zitrone abschmecken. Das Kräuterdessert sollte gründlich gekaut werden. Es nimmt das Völlegefühl nach dem Essen. Sie können die Kräuterblätter auch im Elektrohacker pürieren.

ABENDAKTIVITÄT
Wann haben Sie das letzte Mal getanzt? Es muss ja nicht die Disco sein, denn das Angebot ist vielfältig und sicher findet jeder seinen Platz. Single-Tanzstunden und »30 Plus Partys« erfreuen sich neuer Beliebtheit. Wer sich ohne Partner nicht auf die Piste traut, meldet sich vielleicht zum Jazzdance an.

7. Tag: ***Sonntag***

VOR DEM LAUFEN

1 Glas heißes Wasser mit ½ TL Honig und 1 Spritzer Zitronensaft
Grüner Tee, eventuell mit getrockneten Blüten

10 Uhr: Gedünstetes Obst

2 Nektarinen
etwas Muskatnuss (gerieben)
2 Msp. Ingwer (getrocknet, gemahlen)
1 geh. EL Haferkleie
1 geh. TL Berberitzenbeeren

Nektarinen waschen, halbieren, entsteinen und in dickere Scheiben schneiden. Obstscheiben würzen und in einer Pfanne 2 Minuten erhitzen. Kleie und Berberitzen darüberstreuen und sofort essen.

Tagesgetränk: Ingwerwasser

3–4 cm Ingwerwurzel
1 l Wasser

Ingwer schälen, längs halbieren, im Wasser 20 Minuten kochen und abgießen.

SONNTAGMORGEN

Einmal pro Woche wird abgeführt. Am Sonntagmorgen haben Sie Zeit dafür. Nehmen Sie 2 EL Flohsamenschalen oder 1 gestrichenen EL Bittersalz mit reichlich lauwarmem Wasser ein. Bewegen Sie sich nach der Anwendung, das regt die Peristaltik an und fördert die Wirkung.

13 Uhr: Kräuteraperitif

Vorspeise: Sprossensalat

100 g Sojabohnen-Sprossen
1 Bund Portulak
1 Orange
½ TL Koriandersamen
2 Msp. Cayennepfeffer
150 g Johannisbeeren

Sprossen waschen. Portulak waschen, putzen und mit den Sprossen mischen. Orange auspressen, Koriander im Mörser zermahlen und Saft würzen. Marinade über den Salat gießen. Beeren waschen, abzupfen und darüberstreuen.

Hauptspeise: Lamm mit Pilzen

150 g Lammfilet
1 TL grüner Pfeffer (zerrieben)
1 TL Olivenöl
250 g Austernpilze
1–2 cm Ingwerwurzel
2 Msp. Anis
2 Prisen Salz
1 TL Sojasauce
¾ Bund Blattpetersilie
1 Birne

Lamm abtupfen, in grünem Pfeffer wälzen und im Öl von allen Seiten anbraten. Aus der Pfanne nehmen und zugedeckt warm halten. Pilze waschen, putzen und in mundgerechte Stücke reißen. Ingwer schälen und klein hacken. Zusammen in der

Pfanne trocken anbraten und würzen. Petersilie waschen, Blätter abzupfen. Birne waschen, halbieren, entkernen und achteln. Birnenstücke und Kräuter unter die Pilze mischen und mit den Filets anrichten.

Nach dem Essen

Verdauungsgewürze knabbern.

SONNTAGNACHMITTAG

Eine knappe Stunde nach dem Mittagessen ist drei bis vier Stunden meditatives Wandern angesagt. Freunde oder Familie dürfen Sie begleiten, nur vermeiden Sie laute Gespräche. Bewegung mit Ruhe bringt die Energie, mit der Sie frisch in die zweite Woche starten.

18 Uhr: Kräuteraperitif

Karottensuppe

500 g Karotten
1 Zwiebel
1–2 cm Ingwerwurzel
½ TL Curry
½ TL Senfsamen
2 Lorbeerblätter
400 ml Gemüsebouillon
1 geh. EL Kürbiskerne

Karotten schaben und grob zerkleinern. Zwiebel schälen und vierteln. Ingwer schälen und klein hacken. Zusammen mit den Gewürzen in der Bouillon 20 Minuten weich kochen. Suppe ohne Lorbeer pürieren. Mit Kürbiskernen bestreuen und essen.

Dessert: Gewürzkräuter

¼ Bund Blattpetersilie
¼ TL Selleriesamen
Zitronensaft

Blattpetersilie waschen, Blätter abzupfen und sehr fein hacken. Mit Selleriesamen mischen und mit einem Spritzer Zitrone abschmecken.

ABENDAKTIVITÄT

Gönnen Sie sich nach dem Ausflug eine Einölung (siehe Seite 93 f.). Sie pflegt die Haut und das anschließende Vollbad mit wohlriechenden Kräuterzusätzen – Lavendel, Melisse – entspannt.

Vergessen Sie darüber aber nicht, den Aperitif für die nächste Woche vorzubereiten.

Ingwer-Kardamom-Aperitif

5 cm Ingwerwurzel
1 geh. EL Kardamomkapseln
1 l Wasser

Ingwer schälen und längs halbieren. Mit dem Kardamom im Wasser 20 Minuten kochen und filtern, in einer Flasche verschließen.

Einkaufsliste für die zweite Woche

1 kleine Tüte Pistazien
1 kleines Glas Meerrettich (ohne Sahne)
150 g Aprikosen (getrocknet)
2 Stängel Zitronengras
70–90 g Ingwerwurzel

500 g Magerquark
300 g Magerjoghurt
400 g Tofu

1 Apfel
5 Zitronen
5 Orangen
1 Birne
3 Grapefruit
250 g Kirschen
250 g Erdbeeren
1 Nektarine
1 Ananas
200 g Himbeeren

2 Bunde Minze
1 Gärtnergurke
1 Kasten Kresse
300 g Spinat
1 gelbe Paprikaschote
1 rote Paprikaschote
3 Bund Basilikum
2 Radicchio
1 Bund Frühlingszwiebeln

500 g grüne Bohnen
2 Zwiebeln
1 Bund Bohnenkraut
1 Bund Blattpetersilie
50 g Alfalfasprossen
400 g Karotten
250 g Mangold
2 Bunde Zitronenmelisse
1 Frisée
500 g weißer Spargel
1 Bund Oregano
2 Auberginen
1 Bund Radieschen
250 g Brokkoli
1 Chicorée
1 Bund Majoran
150 g Champignons
2 Fenchel (mit Grün)
1 Kohlrabi
200 g Zuckerschoten
100 g Sprossen (Mungbohnen, Linsen oder Kichererbsen)
1 Rotkohl
3 Zucchini
1 Stange Lauch

150 g Putenfilet
150 g Schollenfilet
150 g Hähnchenbrust (ausgelöst)

8. Tag: ***Montag***

VOR DEM FRÜHSPORT

1 Glas heißes Wasser mit ½ TL Honig und
1 Spritzer Zitronensaft
Schwarzer Tee, Kaffee oder Getreidekaffee

Frühstück: Minzquark

150 g Magerquark
½ TL Meerrettich
30 ml Mineralwasser
1 Bund Minze

Quark und Meerrettich mit Wasser glatt rühren. Minzblätter abzupfen, waschen und klein hacken. Unter den Quark mischen.

Tagesgetränk: Pfefferwasser

2 gestr. EL schwarze Pfefferkörner
1 l Wasser

Pfeffer im Wasser 20 Minuten kochen und filtern.

12–13 Uhr Vorspeise: Obst

1 Apfel
2 Msp. Zimt
1 geh. EL Sesam
1 geh. EL Pistazien

Apfel waschen, halbieren, entkernen und in Scheiben schneiden. Mit Zimt würzen, eventuell 2 Minuten dünsten, Sesam und Pistazien darüberstreuen.

Hauptspeise: Mungbohnensalat

80 g gelbe Mungbohnen
250 ml Gemüsebouillon
½ TL Senfsamen
½ TL Kreuzkümmel
2 Prisen Salz
1 Gärtnergurke
1–2 cm Ingwerwurzel
1 Kasten Kresse
1 Zitrone
1 TL Sonnenblumenöl

Am Vorabend Mungbohnen zugedeckt in Gemüsebouillon mit den Gewürzen 15 bis 20 Minuten bissfest kochen und abgießen. Über Nacht kühl stellen.

Am Morgen Gurke waschen und klein würfeln. Ingwer schälen und klein hacken. Kresse abschneiden und abbrausen. Zusammen unter die Mungbohnen rühren. Zitrone auspressen, Saft zusammen mit dem Öl unter den Salat rühren.

Nach dem Essen

Verdauungsgewürze knabbern.

VORSCHLAG FÜR KANTINE ODER RESTAURANT

Vegetarisch gefüllte Gurken/Zucchini ohne Tomatensauce; »Gemüse aus dem Wok« mit wenig Reis.

FRISCHE ZUTATEN EINKAUFEN

150 g Putenfilet
300 g Magerjoghurt
1 Orange
300 g Spinat
1 gelbe Paprikaschote
1 Bund Basilikum
1 Bund Frühlingszwiebeln
1 Bund Bohnenkraut
2 Radicchio
500 g grüne Bohnen
1 Zwiebel
1 Bund Blattpetersilie

18 Uhr: Kräuteraperitif

Spinatnudeln

50 g Roggennudeln
300 g Spinat
1 gelbe Paprikaschote
1 TL Sonnenblumenöl
2 Msp. Cayennepfeffer
1 EL Sojasauce
1 Bund Basilikum
etwas Muskatnuss (gerieben)

Nudeln in reichlich Wasser bissfest kochen. Spinat verlesen und waschen. Paprika waschen, putzen und in Streifen schneiden. Paprika im Öl anbraten, Spinat zufügen, pfeffern und 1 Minute zugedeckt garen. Mit Sojasauce abschmecken. Basilikum waschen und Blätter abzupfen, unter den Spinat mischen. Gemüse mit den Nudeln anrichten. Muskat darüberreiben.

ABENDAKTIVITÄT

Bedenken Sie in Ruhe die erste Woche, vielleicht machen Sie sich zu Ihren Gefühlen Notizen. Bei psychischen Schwankungen hilft es, wenn man weiß, wie man sich in der ersten Zeit gefühlt hat.

9. Tag: ***Dienstag***

VOR DEM FRÜHSPORT

1 Glas heißes Wasser mit ½ TL Honig und
1 Spritzer Zitronensaft
Pfefferminz- oder anderer Kräutertee

Frühstück: Lassi

150 g Joghurt
150 ml Mineralwasser
2 Msp. Ingwer (getrocknet, gemahlen)
1 Msp. Zimt

Joghurt, Wasser und Gewürze gut verrühren.

Knabbern Sie bei großem Hunger 3 gehäufte EL ungesüßte Maisflocken mit 1 gehäuften TL Rosinen vermischt zum Lassi.

Tagesgetränk: Selleriewasser

1 geh. EL Selleriesamen
1 l Wasser

Gewürzsamen im Wasser 20 Minuten kochen und filtern.

12–13 Uhr Vorspeise: Trockenobst
50 g Aprikosen (getrocknet)

Hauptspeise: Geflügelsalat
150 g Putenfilet
250 ml Gemüsebouillon
2 Radicchio
½ Bund Frühlingszwiebeln
1 Orange
1 TL Olivenöl
2 Msp. schwarzer Pfeffer (gemahlen)
2 Prisen Salz
¼ TL Senf

Am Vorabend Putenfleisch in Bouillon 15 Minuten garen. Über Nacht darin liegen lassen.

Morgens Radicchio waschen und in 1 cm dünne Streifen schneiden. Frühlingszwiebeln putzen und in Röllchen schneiden. Orange auspressen. Aus Orangensaft, Öl und Gewürzen eine Marinade rühren. Salat mischen und Marinade darübergießen. Fleisch in Scheiben schneiden und darauf anrichten.

Nach dem Essen
Verdauungsgewürze knabbern.

VORSCHLAG FÜR KANTINE ODER RESTAURANT
Salatteller mit gedünstetem/gebratenem Geflügel – keine Ente. Spargel mit gekochten Kartoffeln und 1 TL Butter.

18 Uhr: Kräuteraperitif

Gemüseplatte

500 g grüne Bohnen
1 größere Zwiebel
1 gestr. TL Ghee
½ TL Curry
½ TL Senfsamen
½ TL Kümmel
1 Bund Bohnenkraut
1 Bund Blattpetersilie
1 geh. TL Berberitzenbeeren

Bohnen waschen, putzen und in wenig Wasser 20 Minuten weich kochen. Zwiebel schälen und würfeln. Im Ghee die Gewürze 1 Minute unter Rühren anbraten und Zwiebelwürfel mitbraten. Kräuter waschen, Blätter abzupfen und mit den Berberitzen unter die Zwiebelmasse heben. Auf den Bohnen anrichten.

ABENDAKTIVITÄT

Eine Stunde sollten Sie gemächlich ins Schwitzen kommen, zum Beispiel durch Radfahren oder Inlineskaten. Ölen Sie sich anschließend von Kopf bis Fuß ein (siehe Seite 93 f.), lassen Sie das Öl einziehen und nehmen Sie ein warmes Vollbad.

FRISCHE ZUTATEN EINKAUFEN

200 g Tofu

1 Birne

100 g Alfalfasprossen

400 g Karotten

1 Bund Minze

1 Bund Basilikum

250 g Mangold

2 Stängel Zitronengras

1 Zitrone

10. Tag: **Mittwoch**

VOR DEM FRÜHSPORT

1 Glas heißes Wasser mit ½ TL Honig und
1 Spritzer Zitronensaft
Schwarzer Tee, Kaffee oder Getreidekaffee

Frühstück: Sprossenquark

150 g Magerquark
30 ml Mineralwasser
50 g Alfalfasprossen
½ TL grüner Pfeffer (zerrieben)

Quark mit Wasser glatt rühren. Sprossen abbrausen, unterheben und würzen.

Tagesgetränk: Zitronenwasser

2 Zitronengrasstängel
1 l Wasser

Äußeres Blatt vom Zitronengras entfernen, Stängel längs halbieren, im Wasser 20 Minuten auskochen und abgießen.

12–13 Uhr Vorspeise: Obst

1 Birne
1 geh. EL Sonnenblumenkerne
etwas Muskatnuss (gerieben)

Birne waschen, halbieren, entkernen, vierteln – eventuell 2 Minuten dünsten – und mit Sonnenblumenkernen bestreuen. Muskat frisch darüberreiben.

Hauptspeise: Karottencreme

400 g Karotten
1–2 cm Ingwerwurzel
1 Knoblauchzehe
100 ml Gemüsebouillon
5 Kardamomkapseln
2 Prisen Salz
1 Bund frische Minze
1 geh. TL Berberitzenbeeren
1 TL Olivenöl
2 Scheiben Roggen-Knäckebrot

Am Vorabend Karotten schaben und in größere Stücke schneiden. Ingwer und Knoblauch schälen. Alles in der Bouillon mit Kardamom und Salz gewürzt bissfest kochen. Kardamom herausnehmen, abgießen und grob pürieren.

Am nächsten Morgen Minzblätter abzupfen, waschen und fein schneiden. Mit den Berberitzenbeeren und dem Öl unterziehen. Karottencreme mit dem Knäckebrot für die Mittagspause mitnehmen.

Nach dem Essen

Verdauungsgewürze knabbern.

VORSCHLAG FÜR KANTINE ODER RESTAURANT

2 Teller hausgemachte Karottensuppe/Gemüsesuppe ohne Fleischeinlage.

18 Uhr: Kräuteraperitif

Tofu auf Blattgemüse

200 g Tofu
1 Zitrone
1 EL Sojasauce
250 g Mangold
½ Bund Frühlingszwiebeln
1 Bund Basilikum
½ TL Curry
2 Msp. Cayennepfeffer
1 TL Sonnenblumenöl
50 g Tomaten (getrocknet)

Tofu in Scheiben schneiden. Zitrone auspressen. Tofu in Zitronensaft mit Sojasauce marinieren. Mangold verlesen und waschen. Frühlingszwiebeln putzen und in Röllchen schneiden. Basilikum waschen und Blätter abzupfen. Zwiebeln und Gewürze im Öl 1 Minute unter Rühren anbraten. Nassen Mangold und Basilikum zufügen, Marinade angießen. Tofu daraufsetzen und zugedeckt 5 Minuten garen. Tomaten klein hacken und auf den fertigen Tofu streuen.

ABENDAKTIVITÄT

Probieren Sie ein neues Fitnesscenter aus, die meist Schnupperstunden gratis anbieten. Eine andere Umgebung motiviert. Anschließend ist Sauna-Zeit!

FRISCHE ZUTATEN EINKAUFEN

50 g Alfalfasprossen
1 Grapefruit
1 Orange
1 Zitrone
1 Bund Zitronenmelisse
1 Bund Oregano
1 Frisée
1 rote Paprikaschote
500 g weißer Spargel

11. Tag: ***Donnerstag***

VOR DEM FRÜHSPORT

1 Glas heißes Wasser mit ½ TL Honig und
1 Spritzer Zitronensaft
Pfefferminz- oder anderer Kräutertee

Frühstück: Müsli

1 Grapefruit
1 geh. EL Kürbiskerne
2 geh. EL Haferkleie
3 geh. EL Maisflocken (ungesüßt)
etwas Muskatnuss (gerieben)

Grapefruit schälen und filetieren. Alle Zutaten mischen. Mit frisch geriebenem Muskat würzen.

Tagesgetränk: Kümmelwasser

1 geh. EL Kümmel
1 l Wasser

Gewürz im Wasser 20 Minuten kochen und filtern.

12–13 Uhr Vorspeise: Trockenobst
50 g Äpfel (getrocknet)

Hauptspeise: Salat mit Quark
200 g Magerquark
40 ml Mineralwasser
½ Bund Zitronenmelisse
50 g Alfalfasprossen
½ TL Selleriesamen
½ Frisée
1 rote Paprikaschote
1 Orange
½ TL Senf
2 Msp. schwarzer Pfeffer (gemahlen)
2 Prisen Salz
1 TL Olivenöl

Quark mit Mineralwasser glatt rühren. Melisse waschen und Blätter abzupfen. Sprossen abbrausen, zusammen unter den Quark ziehen und würzen. Frisée waschen und in mundgerechte Stücke reißen. Paprika waschen, putzen und klein würfeln. Salat mischen. Orange auspressen, Senf einrühren und würzen. Mit dem Öl über den Salat gießen.

Nach dem Essen
Verdauungsgewürze knabbern.

VORSCHLAG FÜR KANTINE ODER RESTAURANT
Großer Salatteller mit Joghurtdressing; Folienkartoffel mit Quark, eventuell mit Salatbukett.

18 Uhr: Kräuteraperitif

Spargel mit Linsen-Dhal

500 g weißer Spargel
1–2 cm Ingwerwurzel
1 gestr. TL Ghee
½ TL Kreuzkümmel
½ TL Senfsamen
50 g rote Linsen
150 ml Gemüsebouillon
½ Bund Oregano

Spargel schälen und in reichlich Wasser gut 15 Minuten bissfest kochen. Ingwer schälen und klein hacken. Im Ghee mit den Gewürzen 1 Minute unter Rühren anbraten. Linsen und Bouillon zugießen und 10 bis 12 Minuten weich köcheln lassen. Oregano waschen, Blätter abzupfen und unter die Linsen rühren. Dhal mit Spargelstangen anrichten.

ABENDAKTIVITÄT

Der nächste Park beziehungsweise eine Wiese bietet sich für Frisbee, Federball oder Strandtennis an. Auch ein Tennis- oder Squash-Match erhitzt. Wer keinen Sportpartner findet, joggt auf weichem Boden. Machen Sie eine Stunde vor dem Zubettgehen eine Inhalation (siehe Seite 112).

FRISCHE ZUTATEN EINKAUFEN

200 g Tofu

250 g Kirschen

1 Orange

2 Auberginen

1 Bund Radieschen

1 Bund Majoran

250 g Brokkoli

1 Chicorée

12. Tag: ***Freitag***

VOR DEM FRÜHSPORT

1 Glas heißes Wasser mit ½ TL Honig und
1 Spritzer Zitronensaft
Grüner Tee, eventuell mit getrockneten Blüten

Frühstück: Lassi

150 g Joghurt
150 ml Mineralwasser
2 Msp. Curry
1 Msp. Zimt

Alle Zutaten gründlich verrühren.

Bei Hunger knabbern Sie 3 gehäufte EL ungesüßte Maisflocken mit 1 gehäuften TL Pistazien zum Lassi.

Tagesgetränk: Lorbeerwasser

10 Lorbeerblätter
1 l Wasser

Blätter grob zerreißen, im Wasser 20 Minuten auskochen und abgießen.

12–13 Uhr Vorspeise: Obst
250 g Kirschen

Hauptspeise: Auberginencreme
2 violette Auberginen
1 Orange
2–3 Kardamomkapseln
2 Msp. Cayennepfeffer
2 Prisen Salz
1 Bund Radieschen
½ Bund Zitronenmelisse
2 Scheiben Roggen-Knäckebrot

Abends Auberginen waschen, Stielansatz abschneiden, längs halbieren und 30 Minuten bei 180 °C im Backofen (Umluft) backen. Orange auspressen. Kardamom öffnen, dunkle Körner herauspulen. Auberginen mit den Gewürzen und dem Saft pürieren.

Am nächsten Morgen Radieschen waschen und stifteln. Melisse abbrausen, Blätter abzupfen und zusammen unter die Creme mischen. Für die Mittagspause mit dem Knäckebrot einpacken.

Nach dem Essen
Verdauungsgewürze knabbern.

VORSCHLAG FÜR KANTINE ODER RESTAURANT

Vegetarisch gefüllte Auberginen ohne Tomatensauce. Wer bei Auberginen an griechisches Moussaka denkt, sei vor dem Fettgehalt der griechischen und türkischen Küche gewarnt. Forelle blau mit Salat.

18 Uhr: Kräuteraperitif

Tofu mit Brokkoli

250 g Brokkoli
1 Knoblauchzehe
1 TL Olivenöl
½ TL Kümmel
½ TL Senfsamen
½ TL grüner Pfeffer (zerrieben)
50 ml Gemüsebouillon
1 EL Sojasauce
200 g Tofu
1 Chicorée
½ Bund Majoran

Brokkoli waschen, putzen, in Röschen teilen und Strunk würfeln. Knoblauch schälen und klein hacken. Im Öl die Gewürze 1 Minute unter Rühren anbraten. Brokkoli zufügen, mit Bouillon ablöschen und 10 Minuten zugedeckt auf mittlerer Flamme garen. Mit Sojasauce abschmecken. Tofu in schmale Scheiben schneiden. Chicorée waschen, putzen und in 2 cm breite Streifen schneiden. Tofu und Chicorée für 2 Minuten zum Brokkoli geben. Majoran waschen, Blätter abzupfen und auf das fertige Gericht streuen.

ABENDAKTIVITÄT

Schwimmen Sie eine halbe Stunde ruhig und ohne Pause. Wird Wassergymnastik angeboten, beteiligen Sie sich. Zu Hause ölen Sie sich dann ein (siehe Seite 93 f.) und ruhen eine halbe Stunde. Sie sollten das Öl abduschen.

13. Tag: ***Samstag***

VOR DEM LAUFEN

1 Glas heißes Wasser mit ½ TL Honig und 1 Spritzer Zitronensaft
Früchte- oder Rooibuschtee

FRISCHE ZUTATEN EINKAUFEN

150 g Schollenfilet
150 g Hähnchenbrust (ausgelöst)
500 g Magerquark
250 g Erdbeeren
1 Nektarine und 1 Ananas
200 g Himbeeren
1 Orange
3 Grapefruit, 2 Zitronen
150 g Champignons
2 Fenchel (mit Grün)
1 Kohlrabi
200 g Zuckerschoten
je 1 Bund Zitronenmelisse, Basilikum und Frühlingszwiebeln
100 g Sprossen
1 Rotkohl
1 Zwiebel
3 Zucchini
1 Stange Lauch
1 Knollensellerie

10 Uhr: Beerensalat

250 g Erdbeeren, 1 Orange
2 Msp. Anis (gemahlen)

Erdbeeren waschen, Grün abschneiden und halbieren. Orange schälen und filetieren. Mit den Erdbeeren mischen und würzen.

Tagesgetränk: Kardamomwasser

1 geh. EL Kardamomkapseln
1 l Wasser

Kapseln im Wasser 20 Minuten kochen und abgießen.

SAMSTAGMORGEN

Die Rezepte zum Abnehmen schmecken nicht nur Ihnen allein. Kochen Sie für Freunde oder die ganze Familie. Die Vorbereitung für ein Fest ist eine ebenso gute körperliche Betätigung wie ein Dauerlauf. Nutzen Sie das Einkaufen für eine Radtour.

13 Uhr: Kräuteraperitif

Vorspeise: Frisée mit Nektarine

½ Frisée
150 g Champignons
je 1 Nektarine und Zitrone
50 ml Gemüsebouillon (lauwarm)
¼ TL Senf
½ TL grüner Pfeffer (zerrieben)

Salat waschen und in mundgerechte Stücke zupfen. Champignons waschen, putzen und in dünne Scheiben hobeln. Nektarine waschen, halbieren, entkernen und würfeln. Zitrone auspressen. Aus Zitronensaft und den restlichen Zutaten eine Marinade rühren. Salat anrichten und darübergießen.

Hauptspeise: Scholle auf Fenchel

150 g Schollenfilet
1 Grapefruit
2 Fenchel (mit Grün)
1–2 cm Ingwerwurzel
1 Knoblauchzehe
1 TL Sonnenblumenöl
½ TL Selleriesamen
etwas schwarzer Pfeffer (gemahlen)
1 geh. TL Berberitzenbeeren

Fisch waschen. Grapefruit auspressen und den Fisch mit dem Saft marinieren. Fenchel waschen, putzen und in dünne Scheiben schneiden. Fenchelgrün klein hacken und beiseite legen. Ingwer und Knoblauch schälen und fein würfeln. Gemüse in einem flachen Topf im Öl anbraten und würzen. Mit dem Grapefruitsaft ablöschen und Berberitzen einstreuen. Fisch darauflegen und zugedeckt 5 Minuten auf mittlerer Flamme garen.

Nach dem Essen

Verdauungsgewürze knabbern.

SAMSTAGNACHMITTAG

Was immer der Wetterbericht androht, gehen Sie hinaus. Joggen Sie oder probieren Sie eine Gehmeditation (siehe Seite 96 f.) im Freien.

18 Uhr: Kräuteraperitif

Gemüsereis

1 Kohlrabi
200 g Zuckerschoten

1–2 cm Ingwerwurzel
50 g Basmatireis
1 TL Sonnenblumenöl
250 ml Gemüsebouillon
1 TL Koriandersamen
½ Bund Oregano

Kohlrabi schälen und klein würfeln. Zuckerschoten waschen, putzen und schräg halbieren. Ingwer schälen und hacken. Reis waschen, abtropfen und im heißen Öl unter stetem Rühren glasig werden lassen. Kohlrabi zugeben. Bouillon angießen, würzen und 15 Minuten bissfest köcheln lassen. Zuckerschoten erst die letzten 5 Minuten unterrühren. Oregano waschen, Blätter abzupfen und auf den Gemüsereis streuen.

Dessert: Gewürzkräuter
¼ Bund Zitronenmelisse
¼ TL Kümmel
Zitronensaft

Kräuter waschen und sehr fein hacken. Mit dem Kümmel mischen und mit einem Spritzer Zitrone abschmecken.

ABENDAKTIVITÄT
Wer niemanden einladen möchte, plant einen Theater- oder Kinobesuch. Doch das soll kein Sitzabend werden. Gehen Sie zu Fuß hin und flanieren Sie in der Pause umher, anstatt am Büfett anzustehen. Anschließend bietet sich ein Schaufensterbummel an. Wer einkehren möchte, begnügt sich mit einem schwarzen oder grünen Tee. Ayurveda verbietet Alkohol nicht prinzipiell, doch sollte es bei einem Glas Wein, einer Weinschorle oder einem kleinen Bier bleiben.

14. Tag: **Sonntag**

VOR DEM LAUFEN

1 Glas heißes Wasser mit ½ TL Honig und
1 Spritzer Zitronensaft
Grüner Tee, eventuell mit getrockneten Blüten

10 Uhr: Gedünstetes Obst

½ Ananas
2 Msp. Zimt
2 Msp. Ingwer (getrocknet, gemahlen)
1 geh. EL Haferkleie
1 geh. TL Rosinen

Ananas schälen, in Scheiben schneiden und gewürzt in einer Pfanne 2 Minuten erwärmen. Kleie und Rosinen darüberstreuen.

Tagesgetränk: Ingwerwasser

3–4 cm Ingwerwurzel
1 l Wasser

Ingwer schälen und längs halbieren, im Wasser 20 Minuten kochen und abgießen.

SONNTAGMORGEN

Sonntag ist Abführzeit. Nehmen Sie 2 EL Flohsamenschalen oder 1 gestrichenen EL Bittersalz mit reichlich lauwarmem Wasser ein. Danach hilft leichte körperliche Aktivität dem Darm: Gartenarbeit, aufräumen oder Dehnübungen.

13 Uhr: Kräuteraperitif

Vorspeise: Sprossensalat

100 g Sprossen (Mungbohnen, Linsen oder Kichererbsen)
200 g Himbeeren
1 Orange
2 Msp. schwarzer Pfeffer (gemahlen)
2 Prisen Salz
½ TL Anis

Sprossen waschen und mit den Himbeeren anrichten. Orange auspressen, Saft würzen und über den Salat gießen.

Hauptspeise: Hähnchen mit Rotkohl

150 g Hähnchenbrust (ausgelöst)
250 ml Gemüsebouillon
½ Rotkohl
1 Zwiebel
1 TL Sonnenblumenöl
1 Grapefruit
½ TL Kümmel
½ Bund Majoran

Hähnchenbrust in Gemüsebouillon einmal aufkochen und auf mittlerer Flamme 15 Minuten gar ziehen lassen. Rotkohl putzen und fein hobeln. Zwiebel schälen und in dünne Ringe schneiden. Gemüse zusammen im Öl anbraten. Grapefruit auspressen und Gemüse mit dem Saft ablöschen. Würzen und noch 5 Minuten zugedeckt garen. Majoran waschen, Blätter abzupfen und unter den Rotkohl mischen. Gemüse neben der aufgeschnittenen Hähnchenbrust anrichten.

Nach dem Essen
Verdauungsgewürze knabbern.

SONNTAGNACHMITTAG

Eine halbe Stunde nach dem Mittagessen beginnt die Halbtagestour. Je nach Vorliebe ein langer Spaziergang oder eine Radtour, vielleicht mit Besichtigung einer nahe gelegenen Burg beziehungsweise Ruine. Wer einkehrt, begnügt sich mit einer Tasse Tee beziehungsweise Kaffee. Oder nehmen Sie eine Thermoskanne Ingwerwasser mit.

18 Uhr: Kräuteraperitif

Zucchinisuppe

3 Zucchini
1 Stange Lauch
400 ml Gemüsebouillon
½ TL Curry
2 Msp. Cayennepfeffer
2 Lorbeerblätter
¾ Bund Zitronenmelisse
1 geh. TL Sonnenblumenkerne

Zucchini waschen, Stilansatz abschneiden und grob zerkleinern. Lauch waschen, putzen und in größere Stücke teilen. Gemüse in der Bouillon mit den Gewürzen 15 Minuten weich kochen und ohne Lorbeer pürieren. Zitronenmelisse waschen, Blätter abzupfen und klein hacken. Mit Sonnenblumenkernen und Kräutern bestreuen und essen.

Dessert: Gewürzkräuter

¼ Bund Basilikum

¼ TL Selleriesamen

Zitronensaft

Kräuter waschen und sehr fein hacken. Mit Selleriesamen mischen und mit einem Spritzer Zitrone abschmecken.

ABENDAKTIVITÄT

Nach der Bewegung beruhigen eine Ölmassage (siehe Seite 95 f.) und ein warmes Vollbad. Zu zweit könnte eine anregende Wirkung davon ausgehen. Ayurveda empfiehlt Öleinreibungen und Massagen bei der Ernährungsumstellung ebenso wie Sex. Hier findet das Vergnügen seine gesundheitliche Berechtigung, denn Bewegung verbraucht Energie und verbrennt Fett. Baden Sie mindestens eine Stunde vor dem Zubettgehen, andernfalls ist der Körper zum Schlafen zu aufgeheizt. Vergessen Sie nicht, den Aperitif für die dritte Woche zuzubereiten.

Ingwer-Pfeffer-Aperitif

5 cm Ingwerwurzel

1 geh. EL schwarze Pfefferkörner

1 l Wasser

Ingwer schälen und längs halbieren. Mit den Pfefferkörnern im Wasser 20 Minuten kochen, filtern und in einer Flasche verschließen.

Einkaufsliste für die dritte Woche

100 g Dörrpflaumen
2 Stängel Zitronengras
100–120 g Ingwerwurzel

500 g Magerquark
300 g Magerjoghurt
400 g Tofu

5 Zitronen
2 Grapefruit
7 Mandarinen
5 Aprikosen
200 g Johannisbeeren
3 Orangen
4 Kiwi
200 g Erdbeeren
2 Pfirsiche
250 g Himbeeren
1 Apfel

1 Bund Frühlingszwiebeln
1 Knollensellerie
4 Tomatenpaprika
2 Bunde Oregano
1 Bund Thymian
3 Zwiebeln
2 Bunde Schnittlauch
300 g Karotten
1 Kohlrabi
1 Gärtnergurke

2 Bunde Minze
100 g Sprossen (Mungbohnen, Linsen oder Kichererbsen)
3 größere Kartoffeln
1 Chinakohl
1 grüne Paprikaschote
1 rote Paprikaschote
3 gelbe Paprikaschoten
2 Chicorée
1 Zucchino
1 Bund Radieschen
2 große Artischocken
400 g Brokkoli
500 g grüner Spargel
2 Bunde Estragon
200 g Austernpilze
1 Bund Rucola
200 g Mangold
100 g Alfalfasprossen
1 Bund Koriandergrün
1 Stange Lauch
200 g Egerlinge
500 g Kürbis

120 g Geflügelaufschnitt
1 kleine Forelle
150 g Kaninchenfilet

15. Tag: ***Montag***

VOR DEM FRÜHSPORT

1 Glas heißes Wasser mit ½ TL Honig und
1 Spritzer Zitronensaft
Schwarzer Tee, Kaffee oder Getreidekaffee

Frühstück: Kräuterquark

150 g Magerquark
30 ml Mineralwasser
½ TL grüner Pfeffer (zerrieben)
½ Bund Frühlingszwiebeln
¾ Bund Basilikum

Quark mit Wasser glatt rühren und würzen. Frühlingszwiebeln putzen und in Röllchen schneiden. Basilikumblätter abzupfen und waschen. Zusammen unter den Quark ziehen.

Tagesgetränk: Pfefferwasser

2 gestr. EL schwarze Pfefferkörner
1 l Wasser

Körner im Wasser 20 Minuten kochen und filtern.

12–13 Uhr Vorspeise: Obst

½ Ananas
1 geh. EL Pistazien
2 Msp. Zimt
2 Msp. Cayennepfeffer

Ananas schälen und in dickere Scheiben schneiden, eventuell in einer Pfanne 2 Minuten bissfest dünsten. Pistazien zerhacken und darüberstreuen. Scharf würzen.

Hauptspeise: Linsensalat

70 g rote Linsen
250 ml Gemüsebouillon
1 Knollensellerie
1–2 cm Ingwerwurzel
1 Knoblauchzehe
2–3 Kardamomkapseln
1 Grapefruit
1 TL Olivenöl
2 Msp. schwarzer Pfeffer (gemahlen)
2 Prisen Salz

Am Vorabend Linsen in Gemüsebouillon zugedeckt 10 bis 12 Minuten köcheln lassen. Sellerie, Ingwer und Knoblauch putzen beziehungsweise schälen, grob reiben und 5 Minuten vor Ende der Garzeit zu den Linsen geben. Abgießen und mit den dunklen Körnern der Kardamomkapseln würzen.

Morgens Grapefruit auspressen, Saft mit dem Öl über den Salat gießen. Mit Pfeffer und Salz abschmecken.

Nach dem Essen

Verdauungsgewürze knabbern.

VORSCHLAG FÜR KANTINE ODER RESTAURANT

2 Teller vegetarische Linsen-/Gemüsesuppe; Spargel mit Kartoffeln und 1 TL Butter.

FRISCHE ZUTATEN EINKAUFEN

120 g Geflügelaufschnitt
300 g Magerjoghurt
4 Mandarinen
4 Tomatenpaprika
1 Bund Oregano
1 Bund Thymian
1 Bund Schnittlauch
1 Bund Minze
1 Zwiebel
300 g Karotten
1 Kohlrabi
1 Gärtnergurke

18 Uhr: Kräuteraperitif

Gemüsenudeln

50 g Roggennudeln
4 Tomatenpaprika
½ TL Senfsamen
½ TL Kreuzkümmel
1 gestr. TL Ghee
50 ml Gemüsebouillon
1 Bund Oregano
1 Bund Thymian
1 geh. TL Berberitzenbeeren

Nudeln in reichlich Wasser in 10 Minuten bissfest kochen. Paprika waschen, putzen und klein würfeln. Gewürze im Ghee 1 Minute unter Rühren anbraten, Paprika 2 Minuten mitbraten. Mit Bouillon ablöschen. Kräuterblätter abzupfen, waschen und mit den Berberitzenbeeren pürieren. Kräutermus mit den heißen Paprikawürfeln mischen, eventuell einmal aufkochen und auf den Gemüsenudeln anrichten.

ABENDAKTIVITÄT

Montag ist Ruheabend. Sie haben die Hälfte der Zeit geschafft und die Waage meldet Erfolg. Magen und Darm haben sich an die kleineren Portionen gewöhnt. Die anfänglich ungewohnten Gewürze sind vertraut. Visualisieren Sie Ihre weiteren Ziele.

16. Tag: ***Dienstag***

VOR DEM FRÜHSPORT

1 Glas heißes Wasser mit ½ TL Honig und
1 Spritzer Zitronensaft
Pfefferminz- oder anderer Kräutertee

Frühstück: Lassi

150 g Joghurt
150 ml Mineralwasser
2 Msp. Curry
1 Msp. Ingwer (getrocknet, gemahlen)

Joghurt, Wasser und Gewürze gut verrühren.

Bei Hunger knabbern Sie 3 gehäufte EL ungesüßte Maisflocken mit 1 gehäuften TL Rosinen zum Lassi.

Tagesgetränk: Selleriewasser

1 geh. EL Selleriesamen
1 l Wasser

Gewürzsamen im Wasser 20 Minuten kochen und filtern.

12–13 Uhr Vorspeise: Trockenobst
50 g Birnen (getrocknet)

Hauptspeise: Geflügel mit Rotkohlsalat
½ Rotkohl
1 Zwiebel
1–2 cm Ingwerwurzel
2 Msp. Cayennepfeffer
½ TL Kümmel
2 Prisen Salz
1 geh. TL Berberitzenbeeren
4 Mandarinen
1 Bund Schnittlauch
120 g Geflügelaufschnitt

Am Vorabend Rotkohl putzen und in sehr feine Streifen schneiden, Zwiebel schälen und in dünne Ringe hobeln. Zusammen 2 Minuten in kochendem Wasser blanchieren und abtropfen lassen. Ingwer schälen, reiben und zugeben. Würzen und Berberitzen untermischen.

Am Morgen Mandarinen schälen und filetieren. Schnittlauch waschen und in Röllchen schneiden. Zusammen unter den Rotkohl mischen und abschmecken. Geflügelaufschnitt und Rotkohlsalat getrennt für die Mittagspause einpacken. Nichtberufstätige essen den Kohlsalat frisch zubereitet warm.

Nach dem Essen
Verdauungsgewürze knabbern.

VORSCHLAG FÜR KANTINE ODER RESTAURANT

Rohkostplatte/Salatteller mit wenig magerem Geflügel/Fischfilet. Die Verdauungsgewürze können auch über ein fertiges Gericht gestreut werden.

18 Uhr: Kräuteraperitif

Gemüseplatte

300 g Karotten
200 ml Gemüsebouillon
1 Kohlrabi
1 Gärtnergurke
1–2 cm Ingwerwurzel
½ TL Koriandersamen
½ TL Senfsamen
1 TL Sonnenblumenöl
1 Bund Minze

Karotten schaben, in Stifte schneiden und in der Bouillon 10 Minuten bissfest kochen. Kohlrabi schälen und in dünnere Stifte schneiden, für 5 Minuten zu den Karotten geben. Gurke waschen und würfeln. Ingwer schälen und stifteln. Zusammen mit den Gewürzsamen im Öl 2 Minuten unter Rühren anbraten. Minze waschen, Blätter abzupfen, klein hacken und unter die Gurkenstückchen mischen. Karotten und Kohlrabi abgießen und auf einem flachen Teller anrichten. Gurken-Kräuter-Mischung darauf verteilen.

ABENDAKTIVITÄT

In der dritten Woche fällt das Bewegen leichter. Eine Joggingtour durch einen unbekannten Stadtteil oder ein ausgedehnter Bummel dort bieten neue Eindrücke. Danach bleibt Zeit für eine Öleinreibung (siehe Seite 93 f.) und ein Vollbad.

FRISCHE ZUTATEN EINKAUFEN

200 g Tofu
5 Aprikosen
200 g Johannisbeeren
100 g Sprossen
1 Chinakohl
2 gelbe Paprikaschoten
2 Stängel Zitronengras
3 Kartoffeln

17. Tag: ***Mittwoch***

VOR DEM FRÜHSPORT

1 Glas heißes Wasser mit ½ TL Honig und
1 Spritzer Zitronensaft
Schwarzer Tee, Kaffee oder Getreidekaffee

Frühstück: Sprossenquark

150 g Magerquark
½ TL Meerrettich
30 ml Mineralwasser
100 g Sprossen (Mungbohnen, Linsen oder Kichererbsen)

Quark und Meerrettich mit Wasser glatt rühren. Sprossen waschen und unter den Quark ziehen.

Tagesgetränk: Zitronenwasser

2 Zitronengrasstängel
1 l Wasser

Das äußere Blatt vom Zitronengras entfernen und die Stängel längs halbieren. Die Stücke im Wasser 20 Minuten auskochen und abgießen.

12–13 Uhr: Obst

5 Aprikosen
1 geh. EL Sesam
2 Msp. schwarzer Pfeffer (gemahlen)
2 Msp. Ingwer (getrocknet, gemahlen)

Aprikosen waschen, halbieren, entsteinen, eventuell 2 Minuten dünsten und würzen.

Hauptspeise: Kartoffelcreme

3 Kartoffeln
100 ml Gemüsebouillon
½ TL Kümmel
2 Msp. schwarzer Pfeffer (gemahlen)
2 Prisen Salz
½ Bund Frühlingszwiebeln
200 g Johannisbeeren
2 Scheiben Roggen-Knäckebrot

Am Vorabend Kartoffeln schälen und vierteln. In der Bouillon kräftig gewürzt 12 bis 15 Minuten kochen, mit etwas Flüssigkeit pürieren.
Am Morgen Frühlingszwiebeln putzen und in schmale Ringe schneiden. Johannisbeeren waschen, abzupfen und mit den Zwiebeln unter die Kartoffelmasse ziehen. Separat vom Knäckebrot für die Mittagspause aufbewahren.

Nach dem Essen

Verdauungsgewürze knabbern.

VORSCHLAG FÜR KANTINE ODER RESTAURANT

2 Teller vegetarische Kartoffelsuppe; »Gemüse aus dem Wok« mit wenig Reis.

18 Uhr: Kräuteraperitif

Tofu auf Blattgemüse

200 g Tofu
1 EL Sojasauce
1 Chinakohl
2 gelbe Paprikaschoten
1–2 cm Ingwerwurzel
1 Knoblauchzehe
1 gestr. TL Ghee

Tofu in dünne Scheiben schneiden und in der Sojasauce marinieren. Chinakohl waschen, putzen und in 1 cm breite Ringe schneiden. Paprika waschen, putzen und klein würfeln. Ingwer und Knoblauch schälen und stifteln. Gewürze im Ghee 1 Minute anbraten, Paprika und Chinakohl zufügen. Umrühren und 2 bis 3 Minuten garen. Tofu daraufsetzen und 2 Minuten zugedeckt erwärmen.

ABENDAKTIVITÄT

Mittwoch ist Saunatag. Doch bevor die Belohnung im Schwitzhäuschen erfolgt, trainieren Sie eine Stunde im Fitnesscenter mit Übungen an den Geräten oder einer Aerobic-Stunde.

FRISCHE ZUTATEN EINKAUFEN

1 Orange

2 Zitronen

2 Chicorée

1 Zucchino

1 Bund Radieschen

1 Bund Schnittlauch

2 große Artischocken

1 Zwiebel

18. Tag: **Donnerstag**

VOR DEM FRÜHSPORT

1 Glas heißes Wasser mit ½ TL Honig und
1 Spritzer Zitronensaft
Pfefferminz- oder anderer Kräutertee

Frühstück: Müsli

1 Orange
1 geh. EL Sonnenblumenkerne
1 geh. TL Berberitzenbeeren
3 geh. EL Maisflocken (ungesüßt)
2 geh. EL Haferkleie
2 Msp. Zimt

Orange schälen und filetieren. Alle Zutaten mischen und würzen.

Tagesgetränk: Kümmelwasser

1 geh. EL Kümmel
1 l Wasser

Gewürz im Wasser 20 Minuten kochen und filtern.

12–13 Uhr Vorspeise: Trockenobst
50 g Dörrpflaumen

Hauptspeise: Salat mit Quark
200 g Magerquark
40 ml Mineralwasser
½ TL Meerrettich
2 Msp. Cayennepfeffer
2 Chicorée
1 Zucchino
1 Bund Radieschen
1 Zitrone
¼ TL Senf
1 TL Olivenöl

Morgens Quark mit Mineralwasser glatt rühren und mit Meerrettich und Cayennepfeffer würzen. Chicorée putzen und quer in schmale Streifen schneiden. Zucchino putzen und in dünne Scheiben schneiden. Radieschen waschen, stifteln und die Hälfte davon unter den Quark rühren. Salat mit den restlichen Radieschen mischen. Zitrone auspressen, Senf einrühren und mit dem Öl über den Salat gießen.

Nach dem Essen
Verdauungsgewürze knabbern.

VORSCHLAG FÜR KANTINE ODER RESTAURANT

Folienkartoffel mit Quark, eventuell mit kleinem Salat; großer Salatteller mit Joghurtdressing; vegetarisch gefüllte Zucchini ohne Tomatensauce.

18 Uhr: Kräuteraperitif

Artischocken mit Mung-Creme

2 große Artischocken
1 Zwiebel
1–2 cm Ingwerwurzel
1 gestr. TL Ghee
½ TL grüner Pfeffer (zerrieben)
½ TL Curry
½ TL Koriandersamen
150 ml Gemüsebouillon
50 g gelbe Mungbohnen
2 Prisen Salz
1 Bund Schnittlauch

Artischocken putzen, Blattspitzen und Stiel kappen. 30 Minuten in reichlich Wasser weich kochen. Stecken Sie zur Probe ein Holzstäbchen in den Stielansatz, es muss leicht hineingleiten. Zwiebel und Ingwer schälen und klein hacken. In Ghee mit den Gewürzen 1 Minute anbraten. Mit Bouillon ablöschen, Mungbohnen zugeben, salzen und 15 bis 20 Minuten köcheln lassen. Schnittlauch in Röllchen schneiden und unterrühren. Zusammen mit den heißen Artischocken anrichten.

ABENDAKTIVITÄT

Treffen Sie sich mit Freunden zu einem Ballspiel oder verabreden Sie ein Tennis- beziehungsweise Squash-Match. Wenn Sie allein sind, nutzen Sie den Abend zum Lauftraining, zu einem Schaufenster- oder Galerienbummel. Machen Sie eine Stunde vor dem Zubettgehen eine Inhalation (siehe Seite 112).

FRISCHE ZUTATEN EINKAUFEN

200 g Tofu
4 Kiwis
1 Orange
400 g Brokkoli
1 Zwiebel
500 g grüner Spargel
1 Bund Oregano
1 Bund Estragon

19. Tag: ***Freitag***

VOR DEM FRÜHSPORT

1 Glas heißes Wasser mit ½ TL Honig und
1 Spritzer Zitronensaft
Grüner Tee, eventuell mit getrockneten Blüten

Frühstück: Lassi

150 g Joghurt
150 ml Mineralwasser
2 Msp. Ingwer (getrocknet, gemahlen)
etwas Muskatnuss (gerieben)

Joghurt mit Wasser gründlich verrühren und mit Ingwer würzen. Mit frisch geriebenem Muskat bestreuen.

Wer Hunger spürt, knabbert 3 gehäufte EL ungesüßte Maisflocken mit 1 gehäuften TL gehackter Pistazien dazu.

Tagesgetränk: Lorbeerwasser

10 Lorbeerblätter
1 l Wasser

Blätter grob zerreißen, im Wasser 20 Minuten auskochen und abgießen.

12–13 Uhr Vorspeise: Obst

4 Kiwis
2 Msp. Anis
1 geh. TL Kokosflocken

Kiwis schälen, in Scheiben schneiden, würzen und mit Kokos bestreuen.

Hauptspeise: Brokkolicreme

400 g Brokkoli
100 ml Gemüsebouillon
1 geh. TL Berberitzenbeeren
½ TL Koriandersamen
½ TL Senfsamen
2 Prisen Salz
1 Zwiebel
½ Bund Oregano
1 TL Olivenöl
2 Scheiben Roggen-Knäckebrot

Brokkoli am Vorabend putzen, grob zerkleinern, in der Bouillon mit allen Gewürzen 10 Minuten bissfest kochen. Zwiebel schälen, vierteln und die letzte Minute mitkochen. Gemüse pürieren. Kühl stellen.

Am Morgen Oreganoblättchen abzupfen, waschen und mit dem Öl unter die Brokkolicreme rühren. Nach Geschmack statt Öl einen Esslöffel Joghurt oder Quark unterziehen. Mit dem Knäckebrot für die Mittagspause mitnehmen.

Nach dem Essen

Verdauungsgewürze knabbern.

VORSCHLAG FÜR KANTINE ODER RESTAURANT

Gemüseplatte ohne Ei; Salatteller mit gedünstetem/gebratenem Fischfilet.

18 Uhr: Kräuteraperitif

Tofu mit grünem Spargel

200 g Tofu
1 Orange
1 EL Sojasauce
500 g grüner Spargel
1–2 cm Ingwerwurzel
1 Knoblauchzehe
½ TL Curry
½ TL Koriander
1 TL Sonnenblumenöl
½ Bund Estragon

Tofu in Scheiben schneiden. Orange auspressen. Tofu in Orangensaft und Sojasauce marinieren. Spargelstangen im unteren Drittel schälen, in 5 cm lange Stücke schneiden. Ingwer und Knoblauch schälen und fein hacken. Zusammen mit den Gewürzen im Öl 1 Minute anbraten, mit Marinade ablöschen und den Spargel darin 10 Minuten zugedeckt auf mittlerer Flamme garen. Tofu daraufsetzen und 2 Minuten erwärmen. Estragonblätter abzupfen, waschen und darüberstreuen.

ABENDAKTIVITÄT

Gehen Sie schwimmen und nehmen Sie an der Wassergymnastik teil. Immer mehr Erlebnisbäder bieten Wasserwelten. Hier macht Baden wirklich Spaß. Schwimmen Sie zügig eine halbe Stunde am Stück! Wer will, lässt sich anschließend massieren oder ölt sich selbst zu Hause von Kopf bis Fuß ein (siehe Seite 93 f.).

20. Tag: **Samstag**

VOR DEM LAUFEN

1 Glas heißes Wasser mit ½ TL Honig und 1 Spritzer Zitronensaft
Früchte- oder Rooibuschtee

FRISCHE ZUTATEN EINKAUFEN

1 kleine Forelle
150 g Kaninchenfilet
500 g Magerquark
200 g Erdbeeren
1 Grapefruit, 3 Mandarinen, 2 Zitronen, 2 Pfirsiche
250 g Himbeeren
2 Orangen, 1 Birne, 1 Apfel
200 g Austernpilze
je 1 Bund Rucola, Koriandergrün, Minze, Estragon, Majoran
200 g Mangold
je 1 rote, grüne und gelbe Paprikaschote
100 g Alfalfasprossen
200 g Egerlinge
500 g Kürbis
1 Staudensellerie
1 Stange Lauch

10 Uhr: Beerensalat

200 g Erdbeeren, 1 Grapefruit
1 geh. TL Kokosflocken
etwas Muskatnuss (gerieben)

Erdbeeren waschen, Grün entfernen und Erdbeeren halbieren. Grapefruit schälen und filetieren. Obst mischen, Kokos daraufstreuen und würzen.

Tagesgetränk: Kardamomwasser

1 geh. EL Kardamomkapseln

1 l Wasser

Kapseln im Wasser 20 Minuten kochen und abgießen.

SAMSTAGMORGEN

Bummeln Sie über den Wochenmarkt und kaufen Sie frisches Gemüse ein. Informieren Sie sich über Veranstaltungen und planen Sie das Wochenende straff.

13 Uhr: Kräuteraperitif

Vorspeise: Gebratene Austernpilze

200 g Austernpilze

1 TL Sojasauce

3 Mandarinen

1 Bund Rucola

2 Msp. schwarzer Pfeffer (gemahlen)

2 Prisen Salz

½ TL Anis

½ Bund Oregano

Pilze waschen, putzen, in größere Stücke schneiden und trocken in einer Stahlpfanne anbraten. Mit Sojasauce ablöschen. Mandarinen schälen und filetieren. Rucola waschen und in mundgerechte Stücke zupfen. Zusammen unter die Pilze mischen, zugedeckt 2 Minuten garen und würzen. Oregano waschen und Blätter abzupfen. Mit Kräutern bestreut essen.

Hauptspeise: Forelle auf Mangold

1 kleine Forelle (küchenfertig)
½ TL grüner Pfeffer (zerrieben)
1 Zitrone
1 TL Sonnenblumenöl
½ Bund Estragon
200 g Mangold
1–2 cm Ingwerwurzel
1 Knoblauchzehe
½ TL Curry

Forelle innen und außen waschen und pfeffern. Auf eine ausreichend große Bratfolie legen. Zitrone auspressen und zusammen mit dem Öl über den Fisch gießen. Estragon waschen, Blätter abzupfen und auf dem Fisch verteilen. Die Folie oben fest verschließen. Im vorgeheizten Backofen bei 220 °C (Umluft) 10 Minuten garen. Anschließend 5 Minuten in der geschlossenen Folie ruhen lassen.

Mangold waschen und putzen. Ingwer und Knoblauch schälen, fein hacken. Gewürze trocken in einem Topf unter Rühren anrösten und den nassen Mangold 2 Minuten darauf zusammenfallen lassen. Fisch aus der Folie heben und mit dem Gemüse anrichten.

Nach dem Essen

Verdauungsgewürze knabbern.

SAMSTAGNACHMITTAG

Lassen Sie sich von Kleinkunstmärkten, einem Freilichtmuseum oder einem Musikfestival hinauslocken. Wichtig ist Bewegung an der frischen Luft.

18 Uhr: Kräuteraperitif

Paprikareis

50 g Basmatireis
je 1 rote, grüne und gelbe Paprikaschote
1–2 cm Ingwerwurzel
1 TL Olivenöl
50 g Alfalfasprossen
1 Bund Koriandergrün

Reis in ausreichend Wasser 15 Minuten bissfest kochen. Paprika putzen und klein würfeln. Ingwer schälen und stifteln. Paprika und Ingwer im Öl zusammen anbraten. Reis unterrühren. Sprossen und Kräuter waschen, Korianderblätter abzupfen, fein hacken und zusammen unter den Paprikareis heben.

Dessert: Gewürzkräuter

¼ Bund Minze
¼ TL Kreuzkümmel
Zitronensaft

Minze waschen und sehr fein hacken. Mit Kreuzkümmel mischen und mit einem Spritzer Zitrone abschmecken.

ABENDAKTIVITÄT

It's Partytime – die Freizeitansprüche der Spaß- und Fun-Gesellschaft widersprechen sich mit den Empfehlungen des Ayurveda nicht. Lebensgenuss, Freude am Dasein und Geselligkeit gehören mit zu den Voraussetzungen für ein gesundes, erfülltes Leben. Nur sollten Sie Restaurantbesuche durch Action ersetzen.

21. *Tag:* ***Sonntag***

VOR DEM LAUFEN

1 Glas heißes Wasser mit ½ TL Honig und
1 Spritzer Zitronensaft
Grüner Tee, eventuell mit getrockneten Blüten

10 Uhr: Gedünstetes Obst

2 Pfirsiche
2 Msp. Anis
1 geh. EL Haferkleie
1 geh. EL Sonnenblumenkerne

Pfirsiche waschen, halbieren, entkernen und in Scheiben schneiden. Gewürzt in einer Pfanne 1 Minute erwärmen. Mit Kleie und Kernen bestreut essen.

Tagesgetränk: Ingwerwasser

3–4 cm Ingwerwurzel
1 l Wasser

Ingwer schälen und längs halbieren, im Wasser 20 Minuten kochen und abgießen.

SONNTAGMORGEN

Wieder ist Abführzeit. Nehmen Sie 2 EL Flohsamenschalen oder 1 gestrichenen EL Bittersalz mit reichlich lauwarmem Wasser ein. Bleiben Sie anschließend in Bewegung.

13 Uhr: Kräuteraperitif

Vorspeise: Sprossensalat

50 g Alfalfasprossen
¾ Bund Minze
250 g Himbeeren
2 Msp. Zimt
etwas schwarzer Pfeffer (gemahlen)

Sprossen und Minze waschen. Blätter abzupfen, eventuell klein hacken. Himbeeren verlesen. Alles mischen und kräftig würzen.

Hauptspeise: Kaninchen auf Pilzen

1 Stange Lauch
200 g Egerlinge
50 ml Gemüsebouillon
2 Msp. Cayennepfeffer
¾ Bund Estragon
1 Apfel
150 g Kaninchenfilet
½ TL Senf
1 TL grüner Pfeffer (zerrieben)
1 TL Sonnenblumenöl

Lauch waschen, putzen und in 1 cm dicke Stücke schneiden. Pilze waschen, putzen und vierteln. Lauch trocken in einer Pfanne 1 Minute unter Rühren anbraten. Pilze zugeben und 1 weitere Minute rühren, Bouillon angießen, würzen und 1 Minute köcheln lassen. Estragon waschen und Blätter abzupfen. Apfel waschen, halbieren, entkernen und klein würfeln Zusammen unter das Gemüse mischen und vom Herd nehmen. Kaninchenfilets mit Senf einreiben, in grünem Pfeffer wälzen und im Öl von allen Seiten braun anbraten. Fleisch schräg aufschneiden und auf dem Gemüse anrichten.

Nach dem Essen

Verdauungsgewürze knabbern.

SONNTAGNACHMITTAG

Das Sonntagsmenü ruft nach sportlicher Abarbeitung. Wandern Sie drei Stunden meditativ und konzentrieren Sie sich dabei ganz auf die Natur. Grübeln Sie nicht, schicken Sie die Gedanken an den Alltag fort.

18 Uhr: Kräuteraperitif

Kürbissuppe

500 g Kürbis
1–2 cm Ingwerwurzel
5 Kardamomkapseln
½ TL Curry
2 Lorbeerblätter
1 gestr. TL Ghee
300 ml Gemüsebouillon
2 Prisen Salz
1 Orange
½ Bund Majoran
1 geh. TL Sesam

Kürbis schälen und grob zerkleinern. Ingwer schälen und klein hacken. Ingwer mit den Gewürzen im Ghee 1 Minute anbraten. Mit Bouillon ablöschen, Kürbis zufügen, salzen und 20 Minuten köcheln lassen. Ohne Lorbeer und Kardamom pürieren. Orange auspressen und Saft zugießen, eventuell noch einmal erhitzen. Majoranblätter waschen und abzupfen. Mit Sesam und Kräutern bestreuen und essen.

Dessert: Gewürzkräuter

¼ Bund Estragon
¼ TL Selleriesamen
Zitronensaft

Kräuter waschen und sehr fein hacken. Mit Selleriesamen mischen und mit einem Spritzer Zitrone abschmecken.

ABENDAKTIVITÄT

Die dritte Woche liegt hinter Ihnen. Reicht ein Monat oder planen Sie, länger abzunehmen? Bei einem Abbruch hilft das Kapitel »Das Idealgewicht halten«. Verwöhnen Sie sich heute Abend mit einer Selbstmassage (siehe Seite 95 f.) und einem Vollbad. Danach bereiten Sie den Aperitif für die vierte Woche.

Ingwer-Koriander-Aperitif

5 cm Ingwerwurzel
1 EL Koriandersamen
1 l Wasser

Ingwer schälen und längs halbieren. Mit dem Koriander im Wasser 20 Minuten kochen und filtern, in einer Flasche verschließen.

Einkaufsliste für die vierte Woche

2 Stängel Zitronengras
70–90 g Ingwerwurzel

500 g Magerquark
300 g Magerjoghurt
400 g Tofu

2 Zitronen
3 Birnen
2 Orangen
2 Äpfel
5 Grapefruit
250 g Erdbeeren
5 Aprikosen
300 g Heidelbeeren
1 Nektarine

1 Bund Rucola
1 Staudensellerie
2 Fenchel (mit Grün)
3 Karotten
1 Kopfsalat
2 Kästen Kresse
500 g Brokkoli
1 Bund Frühlingszwiebeln
1 rote Paprikaschote
200 g Sprossen (Mungbohnen, Linsen oder Kichererbsen)
2 Kohlrabi (mit Grün)
2 Bunde Schnittlauch
1 Pak Soi

1 Bund Estragon
1 Petersilienwurzel
1 Bund Thymian
2 große Kartoffeln
1 Bund Basilikum
500 g grüner Spargel
3 Zucchini
2 Stangen Lauch
2 Peperoni
2 Bunde Koriandergrün
300 g Champignons
1 Bund Radieschen
1 Zwiebel
400 g Sauerampfer
1 Rote Bete (mit Blättern)
1 Bund Blattpetersilie
250 g grüne Bohnen
1 Bund Bohnenkraut
1 Blumenkohl

150 g Hähnchenbrust (ausgelöst)
150 g Hechtfilet
150 g Hasenfilet

22. *Tag:* ***Montag***

VOR DEM FRÜHSPORT

1 Glas heißes Wasser mit ½ TL Honig und
1 Spritzer Zitronensaft
Schwarzer Tee, Kaffee oder Getreidekaffee

Frühstück: Rucolaquark

150 g Magerquark
½ TL Meerrettich
30 ml Mineralwasser
1 Bund Rucola

Quark und Meerrettich mit Mineralwasser glatt rühren. Rucola waschen, in schmale Streifen schneiden, unterziehen.

Tagesgetränk: Pfefferwasser

2 gestr. EL schwarze Pfefferkörner
1 l Wasser

Pfefferkörner 20 Minuten kochen, filtern und in einer Thermoskanne warm halten.

12–13 Uhr Vorspeise: Obst

1 Birne
1 geh. TL Kokosflocken
2 Msp. Zimt

Birne waschen, vierteln und entkernen, eventuell 2 Minuten dünsten. Mit Kokos bestreuen und würzen.

Hauptspeise: Mungbohnensalat

80 g grüne Mungbohnen
250 ml Gemüsebouillon
2 Msp. Cayennepfeffer
½ TL Curry
2 Prisen Salz
1 Staudensellerie
½ Bund Majoran
1 Orange
1 TL Olivenöl

Mungbohnen am Vorabend in der Bouillon in 25 bis 30 Minuten mit den Gewürzen bissfest kochen. Staudensellerie waschen und in schmale Streifen schneiden. Grüne Blätter beiseite legen. Die letzten 5 Minuten zu den Bohnen geben und abgießen. Kühl stellen.

Am Morgen Majoranblätter abzupfen, waschen und mit den grünen Sellerieblättern unterheben. Orange auspressen, Saft mit dem Öl über den Salat gießen.

Nach dem Essen

Verdauungsgewürze zum Knabbern.

VORSCHLAG FÜR KANTINE ODER RESTAURANT

Vegetarische Linsen-/Gemüsesuppe; zwei, drei Gemüsebeilagen; Spargel mit Kartoffeln und 1 TL Butter.

FRISCHE ZUTATEN EINKAUFEN

150 g Hähnchenbrust (ausgelöst)
300 g Magerjoghurt
1 Apfel
1 Grapefruit
2 Fenchel (mit Grün)
2 Karotten
1 Kopfsalat
1 Kasten Kresse
500 g Brokkoli
1 Bund Frühlingszwiebeln
1 Bund Estragon
1 rote Paprikaschote

18 Uhr: Kräuteraperitif

Gemüsenudeln

50 g Roggennudeln
2 Fenchel (mit Grün)
2 Karotten
1–2 cm Ingwerwurzel
1 Knoblauchzehe
100 ml Gemüsebouillon
2 Msp. schwarzer Pfeffer (gemahlen)
2 Prisen Salz
1 TL Sonnenblumenöl

Nudeln in reichlich Wasser bissfest kochen. Fenchel waschen, putzen und würfeln. 5 Minuten kochen. Fenchelgrün klein hacken und beiseite legen. Karotten schaben und grob zerkleinern. Ingwer und Knoblauch schälen, mit den Karotten in der

Bouillon weich kochen und pürieren. Fenchel unter das Karottenmus heben, würzen und Öl zugießen. Nudeln und Gemüsesauce mischen und Fenchelgrün darüberstreuen.

ABENDAKTIVITÄT

Visualisieren Sie Ihr Ziel für die letzte Woche. Malen Sie sich gedanklich die Figur aus, die Sie realisieren wollen. Welche Veränderungen möchten Sie noch für Ihr Leben? Wenn Sie diese Gedanken während eines Spaziergangs verfolgen, ist dies für den Kapha-Abbau effektiver als im Sitzen.

23. Tag: Dienstag

VOR DEM FRÜHSPORT

1 Glas heißes Wasser mit ½ TL Honig und
1 Spritzer Zitronensaft
Pfefferminz- oder anderer Kräutertee

Frühstück: Lassi

150 g Joghurt
150 ml Mineralwasser
2 Msp. Zimt
1 Msp. Ingwer (getrocknet, gemahlen)

Joghurt, Wasser und Gewürze gut verrühren.

Bei Hunger knabbern Sie 3 gehäufte EL ungesüßte Maisflocken mit 1 gehäuften TL Rosinen dazu.

Tagesgetränk: Selleriewasser

1 geh. EL Selleriesamen
1 l Wasser

Gewürzsamen im Wasser 20 Minuten kochen und filtern.

12–13 Uhr Vorspeise: Trockenobst
50 g Aprikosen (getrocknet)

Hauptspeise: Geflügelsalat
150 g Hähnchenbrust (ausgelöst)
250 ml Gemüsebouillon
1 Kopfsalat
1 Apfel
1 Grapefruit
1 Kasten Kresse
1 TL Olivenöl
¼ TL Senf
½ TL grüner Pfeffer (zerrieben)

Am Vorabend Hähnchenfleisch in der Bouillon 15 Minuten köcheln lassen. Darin über Nacht liegen lassen.

Morgens Salat waschen und in mundgerechte Stücke zupfen. Apfel waschen, halbieren, entkernen und stifteln. Grapefruit auspressen und sofort Apfelstücke hineinlegen. Kresse abschneiden und abbrausen. Hähnchen aufschneiden und mit Salat und Kresse mischen. Öl und Senf in den Grapefruitsaft rühren und pfeffern. Marinade bis zur Mittagspause getrennt vom Salat aufbewahren. Erst vor dem Essen darübergießen. Nichtberufstätige bereiten den Geflügelsalat warm zu.

Nach dem Essen
Verdauungsgewürze zum Knabbern.

VORSCHLAG FÜR KANTINE ODER RESTAURANT

Salatteller mit gedünsteter/gebratener Hähnchenbrust/Fischfilet; mischen Sie die Marinade selbst mit nur 1 TL Öl.

18 Uhr: Kräuteraperitif

Gemüseplatte

500 g Brokkoli
100 ml Gemüsebouillon
1 Bund Frühlingszwiebeln
1 rote Paprikaschote
1–2 cm Ingwerwurzel
½ TL Curry
½ TL Kreuzkümmel
1 gestr. TL Ghee
1 geh. TL Berberitzenbeeren
2 Prisen Salz
1 Bund Estragon

Brokkoli waschen, putzen und in größere Röschen mit Stiel teilen. In Bouillon 10 Minuten bissfest kochen und abgießen. Restliches Gemüse putzen und klein schneiden. Ingwer schälen und stifteln. Gewürze im Ghee 1 Minute unter Rühren erhitzen, Gemüse und Berberitzen zugeben und salzen. 1 bis 2 Minuten braten. Estragonblätter abzupfen und waschen. Paprika-Zwiebel-Masse auf dem Brokkoli anrichten. Mit Kräutern bestreuen.

ABENDAKTIVITÄT

Schwingen Sie sich auf das Rad oder in die Inline-Skates. Danach befeuchten eine Ölmassage (siehe Seite 95 f.) und ein Vollbad die Haut.

FRISCHE ZUTATEN EINKAUFEN

200 g Tofu
250 g Erdbeeren
100 g Sprossen
2 Kohlrabi (mit Grün)
1 Bund Schnittlauch
1 Bund Thymian
1 Pak Soi
1 Petersilienwurzel
1 Karotte
2 Stängel Zitronengras

24. Tag: ***Mittwoch***

VOR DEM FRÜHSPORT

1 Glas heißes Wasser mit ½ TL Honig und
1 Spritzer Zitronensaft
Schwarzer Tee, Kaffee oder Getreidekaffee

Frühstück: Sprossenquark

150 g Magerquark
30 ml Mineralwasser
100 g Sprossen (Mungbohnen, Linsen oder Kichererbsen)
½ TL Anis

Quark mit Mineralwasser glatt rühren. Sprossen waschen, unterziehen und würzen.

Tagesgetränk: Zitronenwasser

2 Zitronengrasstängel
1 l Wasser

Das äußere Blatt vom Zitronengras entfernen, Stängel längs halbieren, im Wasser 20 Minuten auskochen und abgießen.

12–13 Uhr Vorspeise: Obst

250 g Erdbeeren
1 geh. TL Kokosflocken
etwas Muskat (gerieben)

Erdbeeren waschen, Grün entfernen, Erdbeeren mit Kokos bestreuen und mit frisch geriebenem Muskat würzen.

Hauptgericht: Kohlrabicreme

2 Kohlrabi (mit Grün)
½ TL Curry
½ TL Kreuzkümmel
2 Msp. schwarzer Pfeffer (gemahlen)
2 Prisen Salz
100 ml Gemüsebouillon
1 Bund Schnittlauch
2 Scheiben Roggen-Knäckebrot

Am Vorabend Kohlrabi dünn schälen, vierteln und mit den Gewürzen in der Bouillon 10 bis 15 Minuten bissfest kochen. Abgießen und pürieren.

Am Morgen Schnittlauch waschen und in Röllchen schneiden. Unter die Gemüsecreme ziehen, eventuell einen Esslöffel Quark unterrühren und mit dem Knäckebrot in der Mittagspause essen.

Nach dem Essen

Verdauungsgewürze zum Knabbern.

VORSCHLAG FÜR KANTINE ODER RESTAURANT

Vegetarisch gefüllte Kohlrabi ohne Sauce; 2 Teller Minestrone mit wenig Käse.

18 Uhr: Kräuteraperitif

Tofu auf Blattgemüse

200 g Tofu
1 EL Sojasauce
1 Pak Soi
½ Petersilienwurzel
1 Karotte
1–2 cm Ingwerwurzel
1 TL Sonnenblumenöl
50 ml Gemüsebouillon
1 geh. TL Berberitzenbeeren
1 Bund Thymian

Tofu in dünne Scheiben schneiden, in Sojasauce marinieren. Pak Soi waschen, putzen und in 2 cm breite Streifen schneiden. Petersilienwurzel, Karotte und Ingwer schaben beziehungsweise schälen, in Juliennestreifen schneiden. Mit dem Pak Soi im Öl kurz anbraten. Bouillon angießen, Berberitzen und Tofu darauflegen. Zugedeckt 5 Minuten auf mittlerer Flamme garen. Thymian waschen, Blätter abzupfen und auf den Tofu streuen.

ABENDAKTIVITÄT

Ein Fitnesstraining aktiviert, danach entspannen Sie in der Sauna. Trainieren Sie eine Stunde Bauch, Beine, Po oder nehmen Sie an einer Wirbelsäulengymnastik teil.

FRISCHE ZUTATEN EINKAUFEN

1 Grapefruit
2 große Kartoffeln
1 Bund Basilikum
1 Bund Schnittlauch
500 g grüner Spargel

25. *Tag:* ***Donnerstag***

VOR DEM FRÜHSPORT

1 Glas heißes Wasser mit ½ TL Honig und
1 Spritzer Zitronensaft
Pfefferminz- oder anderer Kräutertee

Frühstück: Müsli

1 Grapefruit
1 geh. EL Kürbiskerne
1 geh. TL Rosinen
3 geh. EL Maisflocken (ungesüßt)
etwas Muskat (gerieben)

Grapefruit schälen und filetieren. Alle Zutaten mischen. Mit frisch geriebenem Muskat würzen.

Tagesgetränk: Kümmelwasser

1 geh. EL Kümmel
1 l Wasser

Gewürz im Wasser 20 Minuten kochen und filtern.

12–13 Uhr Vorspeise: Trockenobst
50 g Dörrpflaumen

Hauptspeise: Kartoffeln mit Quark
2 große Kartoffeln
200 g Magerquark
40 ml Mineralwasser
¼ TL Senf
2 Msp. Cayennepfeffer
2 Prisen Salz
1 Bund Basilikum

Kartoffeln bürsten, mit Schale 25 bis 30 Minuten kochen, pellen und in Scheiben schneiden. Quark mit Mineralwasser glatt rühren, würzen. Basilikumblätter abzupfen und unter den Quark ziehen. Mit den heißen Kartoffeln anrichten.

Berufstätige nehmen sich zum Quark zwei Roggenbrötchen mit.

Nach dem Essen
Verdauungsgewürze zum Knabbern.

VORSCHLAG FÜR KANTINE UND RESTAURANT
Folienkartoffel mit Quark, eventuell plus Salatbukett; großer Salatteller mit Joghurtdressing.

18 Uhr: Kräuteraperitif

Grüner Spargel mit Linsenmus

500 g grüner Spargel
2–3 Kardamomkapseln
½ TL Curry
½ TL grüner Pfeffer (zerrieben)
1 gestr. TL Ghee
50 g rote Linsen
150 ml Gemüsebouillon
1 Bund Schnittlauch
1 geh. TL Berberitzenbeeren

Spargel im unteren Drittel schälen und in reichlich Wasser 10 bis 15 Minuten bissfest kochen. Kardamomkapseln öffnen und die kleinen Samen herauspulen. Alle Gewürze im Ghee 1 Minute unter Rühren anbraten. Linsen und Bouillon zugießen und zugedeckt in 10 bis 12 Minuten weich köcheln lassen. Schnittlauch waschen und in Röllchen schneiden. Mit den Berberitzen unter das Linsenmus ziehen und zum Spargel essen.

ABENDAKTIVITÄT

Spielen Sie Frisbee, Tennis, Squash oder Volleyball. Alternativ unternehmen Sie einen Waldlauf oder joggen in der Nähe. Machen Sie eine Stunde vor dem Zubettgehen eine Inhalation (siehe Seite 112).

FRISCHE ZUTATEN EINKAUFEN

200 g Tofu

5 Aprikosen

1 Grapefruit

3 Zucchini

1 Kasten Kresse

2 Stangen Lauch

2 Peperoni

1 Bund Koriandergrün

26. Tag: ***Freitag***

VOR DEM FRÜHSPORT

1 Glas heißes Wasser mit ½ TL Honig und
1 Spritzer Zitronensaft
Grüner Tee, eventuell mit getrockneten Blüten

Frühstück: Lassi

150 g Joghurt
150 ml Mineralwasser
2 Msp. Kümmel
1 Msp. Curry

Alle Zutaten gründlich verrühren.

Wer Hunger spürt, knabbert 3 gehäufte EL ungesüßte Maisflocken mit 1 gehäuften TL Pistazien dazu.

Tagesgetränk: Lorbeerwasser

10 Lorbeerblätter
1 l Wasser

Blätter grob zerreißen, im Wasser 20 Minuten auskochen und abgießen.

12–13 Uhr Vorspeise: Obst
5 Aprikosen
2 Msp. Cayennepfeffer
1 geh. EL Sonnenblumenkerne

Aprikosen waschen, halbieren, entkernen, würzen - eventuell 2 Minuten dünsten - und mit den Sonnenblumenkernen bestreuen.

Hauptspeise: Zucchinicreme
3 Zucchini
¼ Petersilienwurzel
100 ml Gemüsebouillon
½ TL grüner Pfeffer (zerrieben)
½ TL Senfsamen
1 Kasten Kresse
1 geh. EL Kürbiskerne
2 Scheiben Roggen-Knäckebrot

Am Vorabend Zucchini und Petersilienwurzel putzen, grob zerkleinern und in der Bouillon gut gewürzt 10 Minuten bissfest köcheln lassen. Abgießen, würzen und pürieren. Am nächsten Morgen abschmecken, eventuell einen Esslöffel Joghurt oder Quark unterrühren. Kresse abschneiden und abbrausen. Mit den Kürbiskernen unterziehen. Separat vom Knäckebrot für die Mittagspause aufbewahren.

Nach dem Essen
Verdauungsgewürze zum Knabbern.

Vorschlag für Kantine und Restaurant:
2 Teller hausgemachte Zucchini-/Kürbissuppe; gedünstetes Fischfilet/Fisch blau mit gekochtem Gemüse.

18 Uhr: Kräuteraperitif

Tofu auf Lauch
200 g Tofu
1 Grapefruit
1 EL Sojasauce
2 Stangen Lauch
2 Peperoni
2–3 Kardamomkapseln
½ TL Senfsamen
½ TL Curry
1 TL Sonnenblumenöl
¾ Bund Koriandergrün

Tofu in dünne Scheiben schneiden. Grapefruit auspressen und Tofu im Saft mit Sojasauce marinieren. Lauch und Peperoni putzen. Lauch in 2 cm dicke Stücke schneiden. Peperoni in Streifen teilen. Kardamomkapseln öffnen und die Samen herauspulen. Gewürze im Öl 1 Minute unter Rühren anbraten. Gemüse zufügen, mit Marinade ablöschen und 5 Minuten köcheln lassen. Tofu darauflegen und zugedeckt auf mittlerer Flamme 2 Minuten erwärmen. Kräuter waschen, Blätter abzupfen und auf den Tofu streuen.

ABENDAKTIVITÄT

Schwimmen Sie in einem Freibad oder Hallenbad, das Wassergymnastik anbietet. Und nehmen Sie am Programm teil. Ruhen Sie danach eine halbe Stunde, lassen Sie sich massieren oder ölen Sie sich später zu Hause selbst ein (siehe Seite 93 f.).

27. Tag: **Samstag**

VOR DEM LAUFEN

1 Glas heißes Wasser mit ½ TL Honig und
1 Spritzer Zitronensaft
Früchte- oder Rooibuschtee

FRISCHE ZUTATEN EINKAUFEN

150 g Hechtfilet
150 g Hasenfilet
300 g Heidelbeeren
2 Birnen
1 Nektarine
1 Grapefruit
1 Apfel
300 g Champignons
je 1 Bund Radieschen, Bohnenkraut, Blattpetersilie, Koriandergrün
400 g Sauerampfer
1 Rote Bete (mit Blättern)
100 g Sprossen
250 g grüne Bohnen
1 Blumenkohl
1 Zwiebel

10 Uhr: Beerensalat

300 g Heidelbeeren
etwas schwarzer Pfeffer (gemahlen)
2 Msp. Zimt
1 geh. EL Sonnenblumenkerne

Heidelbeeren waschen, würzen und mit den Kernen bestreuen.

Tagesgetränk: Kardamomwasser

1 geh. EL Kardamomkapseln

1 l Wasser

Ganze Kapseln im Wasser 20 Minuten kochen und abgießen.

SAMSTAGMORGEN

Planen Sie das letzte Wochenende mit Fitness und Freunden. Gehen Sie zu Fuß zum Einkaufen, damit Sie Ihre tägliche Bewegung bekommen.

13 Uhr: Kräuteraperitif

Vorspeise: Champignonsalat

300 g Champignons

½ Bund Radieschen

1 Grapefruit

1 TL Olivenöl

2 Msp. schwarzer Pfeffer (gemahlen)

2 Prisen Salz

etwas Muskat (gerieben)

Pilze putzen und in dünne Scheiben schneiden. Radieschen waschen und stifteln. Grapefruit auspressen, mit dem Öl verrühren und kräftig würzen. Salatzutaten in einer Schüssel mischen und mit der Marinade begießen.

Hauptspeise: Hecht auf Sauerampfer

150 g Hechtfilet
1 Zwiebel
400 g Sauerampfer
1 Orange
½ TL grüner Pfeffer (zerrieben)
½ TL Selleriesamen

Fischfilet säubern. Zwiebel schälen und in dünne Ringe schneiden. Sauerampfer waschen. Orange auspressen. Zwiebel mit den Gewürzen trocken anrösten. Mit Orangensaft ablöschen und Sauerampfer zugeben. 2 Minuten zusammenfallen lassen. Fisch darauflegen, zudecken und weitere 5 Minuten dünsten.

Nach dem Essen

Verdauungsgewürze knabbern.

SAMSTAGNACHMITTAG

Unternehmen Sie eine Radtour. Packen Sie für die Pause eine Thermoskanne mit heißem Wasser oder Ingwerwasser ein. Lassen Sie die Umgebung auf sich wirken.

18 Uhr: Kräuteraperitif

Gemüsereis

50 g Basmatireis
1 Rote Bete (mit Blättern)
1–2 cm Ingwerwurzel
1 gestr. TL Ghee
½ TL Koriandersamen

½ TL Curry
¾ Bund Koriandergrün
1 geh. TL Berberitzenbeeren

Reis waschen und in ausreichend Wasser 15 Minuten bissfest kochen. Die Blätter der Roten Bete abreißen, waschen und in Streifen schneiden. Die gewaschenen Knollen im Backofen bei 200 °C 20 bis 30 Minuten garen. Schälen und klein würfeln. Ingwer schälen und stifteln. Ghee erhitzen. Gewürze 1 Minute unter Rühren anbraten, für 2 Minuten die Blätter zufügen. Mit Roter Bete und Reis mischen. Koriandergrün waschen, die Blätter abzupfen und zusammen mit den Berberitzen auf den Gemüsereis streuen.

Dessert: Gewürzkräuter
¼ Bund Blattpetersilie
¼ TL Kümmel
Zitronensaft

Petersilie waschen und sehr fein hacken. Mit Kümmel mischen und mit einem Spritzer Zitrone abschmecken.

ABENDAKTIVITÄT
Feiern Sie den bevorstehenden Abschluss der Ernährungsumstellung. Ayurvedisch kochen und essen ist Ihnen nun vertraut. Sie haben abgenommen. Gehen Sie aus oder laden Sie Freunde ein – nicht um zu schlemmen, sondern um fröhlich zu sein, zu tanzen und aktiv den Abend zu genießen.

28. Tag: *Sonntag*

Vor dem Laufen

1 Glas heißes Wasser mit ½ TL Honig und
1 Spritzer Zitronensaft
Grüner Tee, eventuell mit getrockneten Blüten

Frühstück: Gedünstetes Obst

2 Birnen
2 Msp. Zimt
2 Msp. Ingwer (getrocknet, gemahlen)
1 geh. EL Haferkleie
1 geh. TL Rosinen

Birnen halbieren, entkernen und vierteln. Würzen und 2 Minuten in einer Pfanne erhitzen. Mit Kleie und Rosinen bestreut essen.

Tagesgetränk: Ingwerwasser

3–4 cm Ingwerwurzel
1 l Wasser

Ingwer schälen und längs halbieren, im Wasser 20 Minuten kochen und abgießen.

SONNTAGMORGEN

Nehmen Sie ein letztes Mal zwei Esslöffel Flohsamenschalen oder einen gestrichenen Esslöffel Bittersalz mit reichlich lauwarmem Wasser zum Abführen ein. Gleichmäßiges Umherlaufen oder leichte Gymnastik unterstützt die Wirkung.

13 Uhr: Kräuteraperitif

Vorspeise: Sprossensalat

100 g Sprossen (Mungbohnen, Linsen, Kichererbsen)
½ Bund Radieschen
1 Nektarine
1 Grapefruit
½ TL Meerrettich
2 Prisen Salz
½ TL Anis

Sprossen und Radieschen waschen. Radieschen stiften. Nektarine halbieren, entkernen und in dünne Scheiben schneiden. Salat auf einem Teller anrichten. Grapefruit auspressen, würzen und darübergießen.

Hauptspeise: Wild mit Bohnen

250 g grüne Bohnen
100 ml Gemüsebouillon
1 Bund Bohnenkraut
1 Apfel
etwas Muskat (gerieben)
150 g Hasenfilet
1 geh. TL Berberitzenbeeren
1 TL Sonnenblumenöl
etwas schwarzer Pfeffer (gemahlen)

Bohnen putzen, in der Bouillon bissfest kochen. Bohnenkraut waschen und Blätter abzupfen. Bohnen abgießen. Apfel waschen, halbieren, entkernen und sehr klein würfeln. Mit dem Bohnenkraut unter die Bohnen heben und mit frisch geriebenem Muskat würzen. Fleisch mit Berberitzen im Öl von allen Seiten braun anbraten, kräftig würzen. Quer aufgeschnitten mit den Bohnen anrichten.

Nach dem Essen
Verdauungsgewürze knabbern.

SONNTAGNACHMITTAG
Schönes Wetter lockt hinaus zu einer Gehmeditation. Bei schlechtem Wetter lohnt sich der Besuch einer Ausstellung.

18 Uhr: Kräuteraperitif

Blumenkohlcurry
1 Blumenkohl
¼ Petersilienwurzel
1–2 cm Ingwerwurzel
½ TL Curry
½ TL Kreuzkümmel
½ TL Senfsamen
1 gestr. TL Ghee
100 ml Gemüsebouillon
5 Aprikosen (getrocknet)
¾ Bund Blattpetersilie

Blumenkohl putzen und in Röschen teilen. Petersilienwurzel schaben und stifteln. Ingwer schälen, klein hacken und mit den Gewürzen im Ghee 1 Minute anrösten. Bouillon angießen. Gemüse zufügen und zugedeckt 10 Minuten köcheln lassen. Aprikosen in Streifen schneiden und untermischen. Petersilie waschen, Blättchen abzupfen und auf das Curry streuen.

Dessert: Gewürzkräuter

¼ Bund Koriandergrün

¼ TL Kreuzkümmel

Zitronensaft

Koriander waschen und sehr fein hacken. Mit Kreuzkümmel mischen und mit einem Spritzer Zitrone abschmecken

RÜCKBLICK

Ihr Körper hat sich an die neue Ernährung gewöhnt, einiges mag Ihnen gefallen haben, anderes möchten Sie vielleicht nicht dauerhaft beibehalten. Beenden Sie den Monat mit einer warmen Einölung (siehe Seite 93 f.) und einem Vollbad.

Individuell verlängern

Die reduzierte Ayurveda-Ernährung können Sie natürlich noch mehrere Wochen beibehalten, wobei Sie mit Lebensmitteln und Gewürzen beliebig variieren. Das folgende Wochenschema hilft Ihnen, sich beim Einkauf am Bauernmarkt zu orientieren, an frischen Produkten der Saison und an den Geschmacksrichtungen herb, bitter, scharf. Achten Sie beim Abnehmen darauf, dass sie entweder Milchprodukte, Tofu, Getreide, Fleisch oder Fisch zu einer Mahlzeit essen – nie zwei dieser schwer verdaulichen Lebensmittel zusammen. Verwenden Sie darüber hinaus pro Mittag- und Abendessen maximal einen gestrichenen Teelöffel Öl beziehungsweise Ghee.

Wochenschema der reduzierten Ayurveda-Ernährung

	Frühstück	Mittag Vorspeise	Mittag Hauptspeise	Abendessen
Montag	Quark mit Kräutern und Frühlingszwiebeln	Frisches Obst	Salat mit Hülsenfrüchten	Nudeln mit Gemüsesauce
Dienstag	Lassi (verdünnter Joghurt mit Gewürzen)	Getrocknetes Obst	Geflügel mit Gemüse oder Salat	Gemüseplatte
Mittwoch	Quark mit Sprossen	Frisches Obst	Gemüsecreme und Brot	Tofu auf Blattgemüse
Donnerstag	Müsli mit Obst	Getrocknetes Obst	Kartoffeln oder Salat mit Quark	Gemüse mit Hülsenfrüchtecreme (Dhal)
Freitag	Lassi	Frisches Obst	Gemüsecreme und Brot	Tofu mit Gemüse
Samstag	Beeren	Salat	Fisch und Gemüse	Gemüsereis, Verdauungskräuter
Sonntag	Gedünstetes Obst mit Kleie	Sprossensalat	Fleisch und Gemüse-Obst	Gemüsesuppe oder -curry, Verdauungskräuter

Das Gewicht halten

Dauerhaft das erreichte Idealgewicht halten bedeutet, die Doshas ständig auszubalancieren, denn täglich verändern Klima, Gefühlsschwankungen, Anforderungen und selbstverständlich das Essen den Anteil von Vata, Kapha und Pitta im Körper. Der Mensch lebt im Fluss und stagniert nicht. Figur und Persönlichkeit bleiben flexibel. Immer wieder müssen daher Ernährung und Lebensstil den aktuellen Bedürfnissen angepasst werden.

Die Gefahr, dass Sie erneut zunehmen, beginnt mit einer Verschiebung zugunsten Kaphas. Sie setzt ein, wenn zum ersten Mal wieder mehr gegessen als verbraucht wird. Wer sein gewonnenes Körperbewusstsein aufrechterhält, bemerkt erste Veränderungen sofort und steuert gegen.

Sie sehen also, dass die Ernährungsumstellung nach Ayurveda über das Ziel einer schlanken Figur weit hinausschießt. Essens- und Trinkgewohnheiten, aber auch die Lebenseinstellung sollen langfristig verändert bleiben. Nicht nur die Taille ist das Maß aller Dinge, sondern auch ein aktiver Lebensstil. Bedenken Sie dies, wenn Sie in ungesunde Gewohnheiten zurückfallen.

Die Gefahr: Jo-Jo-Effekt

Abnehmen ist oft leichter als anschließend das Gewicht zu halten. Der Stoffwechsel passt sich an die verringerte Nahrung an und verbraucht weniger. Schon bald reicht die reduzierte Kost für den Grundbedarf. Ist nun das Fasten beendet, bunkert der Körper überschüssige Nahrung sofort wieder und füllt die Fettzellen auf.

Die Folge ist, dass gerade nach einer Reduktionsdiät viele sehr schnell zunehmen. Oft erreichen sie nach wenigen Monaten ihr altes Gewicht oder übertreffen es sogar. Diesen Jo-Jo-Effekt tricksen Sie nur aus, wenn Sie die veränderte Ernährung beibehalten. Dabei helfen Aufbautage und die ayurvedischen Empfehlungen für die Jahreszeiten, wonach dem Körper bei Hitze und Trockenheit eine andere Kost zugeführt wird als bei Kälte oder Regen. Darüber hinaus können Sie als Puffer für fette beziehungsweise süße Gerichte - je nach Konstitution - einen Fastentag pro Woche beziehungsweise Monat einführen.

Die einwöchige Aufbaukost

Die Ernährungsumstellung hat die Verdauungsorgane entlastet. Gleichzeitig aktivierten Bitterstoffe, Gewürze, Kräuter und Tees die Verdauungssäfte. Wer jetzt unregelmäßig isst, nicht mehr verdauungsfördernd würzt, aber viel Fleisch, Wurst oder Käse konsumiert, schockt den Magen-Darm-Trakt. Die Folgen wären Verdauungsbeschwerden, Verschlackung und ein rasches Zunehmen.

Die Aufbaukost sorgt für eine allmähliche Gewöhnung an mehr, aber keineswegs zu viel Nahrung. Nach diesem Programm würzen Sie weiter verdauungsfördernd und trinken regelmäßig heißes Wasser oder Ingwerwasser und den ayurvedischen Kräuteraperitif. Im Anschluss an die vier Wochen Abnehmen würde dann eine Woche Aufbauphase folgen, bei drei Monaten Abnehmen sollte die Aufbaukost drei Wochen dauern. Essenszeiten, Menüablauf und Rezeptmengen übernehmen Sie; die bekannten Rezepte variieren und ergänzen Sie. Täglich kommen ein bis maximal drei der aufgelisteten Leckereien hinzu.

Nahrungsmittel der Aufbaukost

- 200 ml Rohmilch beziehungsweise Vorzugsmilch, 300 ml Buttermilch, 200 ml Dickmilch, 70 ml Schlagsahne oder 100 ml saure Sahne (10 % Fett). Milch statt des Frühstücks trinken oder im Müsli morgens verarbeiten, aber nicht zwischen den Mahlzeiten trinken. Sahne mittags mit Gemüse, jedoch nicht mit Fleisch oder Fisch kombinieren.
- 100 g Feta, 100 g Mozzarella, 200 g Quark (20 % Fett), 50 g Leerdamer, 50 g Parmesan oder 70 g Ziegenweichkäse zum Mittagessen. Schwer verdaulichen Käse besser als Vorspeise statt als Dessert auftischen, Gemüse mit Käse überbacken.
- 2 TL kaltgepresstes Speiseöl, Ghee oder Butter am Essen.
- 150 g Huhn- oder Putenbrust beziehungsweise -keule, 200 g Lammfilet, 200 g Hasen-, Hirsch- oder Rehfleisch, 150 g Kaninchen oder Ziege zweimal die Woche zum Mittagessen.
- 200 g magerer Fisch (Meeresfisch oder Süßwasserfisch, keine Meeresfrüchte und Shrimps) zweimal die Woche mittags.
- 70 g Getreide (Amarant, Buchweizen, Grünkern, Hafer, Hirse, Mais, Roggen) als Müsliflocken, gekochte Grütze, Kleie in Müsli oder auf Gemüsegerichten, Mehl oder Gries in Getreidegerichten; 70 g Reis; 70 g Nudeln zweimal die Woche mittags oder abends.
- 1 ½ Scheiben Brot, 2 Brötchen oder 5 Scheiben Knäckebrot beziehungsweise Zwieback zweimal in der Woche. Seien

Sie zurückhaltend bei Weizenprodukten, hellen Brotsorten und Hefeprodukten.

- 70 g beliebige Hülsenfrüchte als Suppe, Brei, Dhal, Salatgrundlage oder mit Gemüse zu Plätzchen ausgebacken (ohne Ei).
- 3 größere Kartoffeln – wie alle Gemüse aus der Erde nicht täglich.
- Wenn Sie auf Fleisch oder Fisch verzichten, essen Sie mehr Gemüse und Obst, zusätzlich mageren Käse und Milchprodukte bis zum Mittagessen.

Wer Figur und Gesundheit erhalten will, wählt Lebensmittel kritisch aus. Das Glück hängt nicht an einem Stück Käse und einer Scheibe Wurst. Ein gesunder, attraktiver Körper aber verspricht bis ins hohe Alter Lebensgenuss.

Wer sich gelegentlich beim Schlemmen ertappt, sollte lernen zu genießen. Angst ist am Esstisch nicht willkommen. Ein Stück Torte, eine Sahnesauce oder ein Käseteller am Abend ist immer noch gesünder als permanente Unzufriedenheit. Ayurveda ist keine asketische Lehre. Ayurveda ruft zum Lebensgenuss auf. Das Maß der Selbstdisziplin muss jeder für sich festsetzen.

Tipps für die gesunde Ernährung

Kalorien zählen ist so überflüssig wie Miniportionen abwiegen. Solange die Figur und die Stimmung gut sind, ernähren Sie sich mit den drei Geschmacksrichtungen für Ihr persönliches Dosha (siehe Seite 26 ff.). Tauchen physische oder psychische Probleme auf, richten Sie die Ernährung darauf aus, indem Sie das aktuell erhöhte Dosha jetzt abbauen. So entsteht eine gesunde Balance.

- Erhöhtes Kapha zeigt sich in Lethargie, Müdigkeit, Übergewicht, langsamer Verdauung, Verschleimungen und Schnupfen. In diesem Fall sollten Sie Kapha mit reichlich scharfen, bitteren und herben Lebensmitteln reduzieren.
- Erhöhtes Vata zeigt sich in Nervosität, Unruhe, Verstopfung, trockener Haut, Schuppen, Husten und Heiserkeit. Das hier übermächtige Vata bauen Sie mit süßen, sauren und salzigen Speisen ab.
- Erhöhtes Pitta zeigt sich in Ungeduld, Aggressivität, Durchfall, Hautrötungen, Schweißausbrüchen, Entzündungen und Fieber. Sie verringern Pitta mit viel Süßem, Bitterem und Herbem.

Orientiert sich die Ernährung an dem individuell vorherrschenden Dosha, werden Figur und Psyche täglich ausbalanciert. Die damit garantierte Ausgewogenheit stabilisiert die Gesundheit und die Figur. Essen Sie ausschließlich nach Ihren Bedürfnissen. Lehnen Sie Gerichte ab, die Ihnen nicht bekommen. Essen Sie nicht zur Kompensation von negativen Erlebnissen oder Stress und erst recht nicht, um Reste zu vermeiden.

Wer auf Fleisch und Fisch nicht verzichten will, sollte feste Tage für diese Speisen einplanen: je zweimal in der Woche mittags Fleisch und Fisch. Oder Sie essen Fleisch und Fisch nur als Vorspeise, denn auch kleine Happen verschaffen großen Genuss. Das gilt ebenso für Wurst, Schinken und Käse. Sie passen am Wochenende zum späten Frühstück, denn in der Pitta-Phase mit voller Verdauungskraft sind sie leichter bekömmlich als am Abend. Am selben Tag sollten Sie dann kein Fleisch mehr zu sich nehmen und außerdem Öl oder Butter sparsam verwenden. Nur so reduziert sich die konsumierte Fettmenge.

Käse und Quark bieten mittags einen vollwertigen Fleischersatz. Milchprodukte passen gut zu gedünstetem Gemüse und schmecken auch in der Mittagspause zusammen mit Brot und Salat. Ernähren Sie sich an drei Tagen pro Woche rein vegetarisch. Experimentieren Sie mit Tofu und Getreide. Kombinieren Sie Gemüse mit Obst, dünsten Sie in Gemüsebouillon statt zu braten und würzen Sie verschwenderisch mit frischen Kräutern. So sparen Sie tierisches Fett und können doch schmackhafte Gerichte genießen.

Tipp

Wer sich für die indische Küche interessiert, findet dort so viele fleischlose Gerichte wie sonst kaum in einem Land.

Tipps für die gesunde Verdauung

Eine gesunde Verdauung bedeutet die tägliche Darmentleerung morgens, wenn Vata ab sechs Uhr die Stoffwechselreste im Enddarm bewegt. Geformt, fest und ohne Schmerzen geht beim Gesunden der Stuhl ab. Eine vegetarische Kost fördert das. Häufige Verstopfung, Bauchschmerzen oder gar -krämpfe, Durchfälle deuten auf eine gestörte Verdauung hin und machen eine Ernährungsumstellung notwendig. Sie unterstützen die Verdauung mit einem geregelten Tagesablauf, gleichen Essenszeiten und einer Dosha-orientierten Ernährung.

- Nehmen Sie sich für jede Mahlzeit ausreichend Zeit, essen Sie nie im Stehen oder Gehen. Kochen und Essen sollten nicht als lästige Notwendigkeit erachtet werden. Kochen ist eine Vorverdauung, warmes Essen ist bekömmlicher als kaltes. Halten Sie die ayurvedischen Essenszeiten um 10, 13 und 18 Uhr ein. Zwischenmahlzeiten sind tabu!

- Beachten Sie die Speisenfolge: Starten Sie mittags mit üppigen, süßlichen Vorspeisen, die folgenden Gänge werden stufenweise leichter und fettärmer. Der Menüabschluss ist bitter oder herb. Verzichten Sie auf nahrhafte Desserts. Frühstück und Abendessen enthalten fettärmere Lebensmittel. Abends gibt es kein tierisches Eiweiß, keine Milchprodukte, nichts Rohes und kein Obst.
- Kaufen Sie keine Fertiggerichte, Dosen, Light-Produkte und kein Fastfood. Die minderwertige Qualität belastet den Verdauungstrakt.

Der Magen-Darm-Trakt reagiert empfindlich auf Belastungen körperlicher wie psychischer Art. Späte Abendessen liegen schwer im Magen, besonders fette oder süße Speisen. War die Verarbeitung des Speisebreis vor dem Zubettgehen nicht abgeschlossen, ist der Darm am Morgen verstopft und eine Verwertung dieser Mahlzeit findet nicht mehr statt.

Wut und Aggressionen stören ebenfalls die Verdauung, meist folgt darauf Durchfall, ein klassisches Zeichen erhöhten Pittas. Nervosität und Unsicherheit können ebenso zu Verstopfung führen wie mangelnde Flüssigkeit, weil in diesen Situationen Vata dominiert.

Die jahreszeitlich angepasste Ernährung

Die Ernährung sollte an die jeweils herrschende Jahreszeit angepasst werden, weil zum Beispiel gesunde Nahrung aus dem Winter im wärmer werdenden Frühjahr nicht mehr angemessen ist und leichtere Kost im Sommer besser bekommt als bei Kälte. Das Essen darf nie zusätzlich belasten, sondern soll den Körper zu allen Zeiten stärken. Wer auf einer Fernreise die gewohnte Klimazone verlässt, muss sich dem neuen Land und der dortigen Lebensweise anpassen. Zu Hause gilt dasselbe beim Wechsel der Jahreszeiten.

Der Körper braucht Tage, um sich an ein verändertes Klima anzupassen. In Umbruchsphasen – Kälteeinbrüche, Hitzeschübe, Jahreszeitenwechsel – hilft Entlastung. Lassen Sie dazu das Abendessen ausfallen, frühstücken Sie nicht vor zehn Uhr, speisen Sie vegetarisch und verzichten Sie auf Fette, Rohkost und Salate. Beschränken Sie die Nahrung zwei, drei Tage auf gedünstete beziehungsweise gekochte Speisen, würzen Sie verdauungsfördernd mit Fenchel, Ingwer, Kümmel, Pfeffer, Selleriesamen und Senfsamen, aber würzen Sie bei Wärme nicht zu scharf.

Frühjahrs- und Herbsternährung

April und November sind klassische Kapha-Monate, in denen das Klima feucht und kalt ist. Deshalb sollte die Ernährung Kapha schon vorbeugend abbauen. Scheint dagegen Ostern bereits die Sonne oder entpuppt sich der Herbst als Altweibersommer, herrscht Pitta vor wie im Sommer. Die Lebensmittelauswahl im Frühjahr und Herbst muss also flexibel nach dem aktuellen Wetter ausgerichtet sein.

LEBENSMITTEL

Alle scharfen, bitteren und herben Gemüse, viel grünes Blattgemüse, kleine Mengen Hülsenfrüchte, wenig Getreide (kein Weizen) und mageres Fleisch oder hellen Fisch, keine Wurst oder Schinken.

Mittags gelegentlich ein kleiner Salat oder frisches Obst als Vorspeise, danach Gemüse mit Tofu, Milchprodukte oder mageren Frischkäse.

ZUBEREITUNG

Warme, gekochte und trocken zubereitete Speisen, wenig Saucen und Suppen, fettarm, aber reichlich gewürzt, nur wenig Salz.

Gewürze

Alle scharfen Gewürzsamen, -pulver und Wurzeln wie Ingwer, Meerrettich, Petersilie, frische Kräuter, kein Zucker, sehr wenig Honig.

Frühstück

Tee, Kaffee, heißes Wasser, keine Milch oder festen Speisen vor zehn Uhr.

Abendessen

Gedünstetes Blattgemüse, Tofu, etwas gekochtes Getreide mit Gemüse, selten eine fettarme Gemüsesuppe, keine Milchprodukte, kein Obst. Das kleine Abendessen sollte um 19 Uhr beendet sein.

GETRÄNKE

2 bis 2,5 Liter täglich, nur warme Getränke, scharfe Gewürzabkochungen, anregenden Tee, Mate, Kaffee. Keine süßen Limonaden, keine kalte Milch. Wenig Alkohol, ein Glas Weißwein zum Abendessen.

Sommerernährung

Je höher die Temperaturen klettern, umso mehr steigt Pitta. Scheint im Winter plötzlich die Sonne, weht warmer Föhnwind oder vertreiben Sonnenstrahlen die Regenwolken in Frühjahr und Herbst, setzt sich Pitta durch. Mit einer Ernährungsumstellung reagieren Sie sensibel auf die klimatischen Gegebenheiten.

LEBENSMITTEL

Süße, herbe und bittere Gemüse, mittags auch Salate und Fleisch oder Fisch, mittags und abends Getreide, Tofu, viel süßes Obst, keine Zitrusfrüchte, nur selten säuerliche Milchprodukte mittags, auf Käse besser verzichten.

Zubereitung

Mittags Salate, vegetarisches Carpaccio und Rohkost als Vorspeise, gekochte oder gedünstete Speisen mit Biss, nichts kochend heiß essen, keine säuerlichen Zubereitungen.

Gewürze

Milde Gewürze und grüne Kräuter, nicht scharf oder säuerlich würzen, brauner Zucker, Ahornsirup, Kandis, kein Honig.

Frühstück

Ausgiebiges spätes Frühstück mit Milchprodukten und Käse oder Müsli mit frischem Obst.

Abendessen

Gekochte, warme Gemüse- und Getreidegerichte, Suppen mit Körnern, nichts Rohes, keine Milchprodukte. Wenn es lange hell bleibt und Sie spät zu Bett gehen, kann das Abendessen auf 20 Uhr verschoben werden.

GETRÄNKE

2,5 bis 3 Liter Flüssigkeit täglich, auch mehr, lauwarme oder kühle, keine eiskalten Getränke, Tees leicht gesüßt, keine Früchtetees, herbe Gewürzabkochungen, wenig Kaffee mit Milch, möglichst keine Kohlensäure, wenig Alkohol, höchstens ein Glas Bier oder Rotwein zum Abendessen.

Winterernährung

Trockene Kälte bedeutet Vata-Zeit. Dann ist Schlemmerzeit. Je kälter der Wind weht, umso besser bekommen fettere, schwere Speisen. Die Tradition der winterlichen Kohlgerichte mit Fleischeinlage, Braten und Wildgerichte hat ihre Berechtigung. Wer zu Gewichtsproblemen neigt, sollte sich dennoch bei Fett und Sahne, Käse, fettem Fleisch sowie Fisch zurückhalten.

LEBENSMITTEL

Süßliches Gemüse, viel Getreide, Tofu und Milchprodukte, kleinere Portionen Fisch und Fleisch, süß-saures Obst, auch Zitrusfrüchte, Nüsse, Körner, Kokosflocken an vegetarischen Gerichten.

Zubereitung

Gekochte, warme Speisen, Süßes und Nahrhaftes mit Fett, Sahne oder Käse als Vorspeise, Gemüse, Fleisch und Fisch mit reichlich Sauce, heiße Suppen, säuerliche Zubereitungen, Gemüsegerichte mit Joghurt, keine Salate oder Rohkost.

Gewürze

Mild und süßlich würzen, regelmäßig salzen oder Meeresalgen und Kapern verwenden. Mit Zitrusfrüchten abschmecken. Brauner Zucker, Ahornsirup, eingedickte Fruchtsäfte, Kandis, wenig Honig.

Frühstück
Reichliches spätes Frühstück nach zehn Uhr, Müsli mit Obst oder Milchprodukten, warmer Getreidebrei mit gewürztem Obst.

Abendessen
Gekochte, warme Gemüse, nahrhafte Suppen, nichts Rohes, kein Obst. So früh wie möglich essen, nicht nach 19 Uhr.

GETRÄNKE
Viel Flüssigkeit, drei Liter täglich und mehr, nur warme Getränke, Tee mit Zitrone, gewürzte, angewärmte Milch statt einer Mahlzeit.

Der Fastentag

Ein wöchentlicher oder monatlicher Fastentag reinigt den Körper und verhindert die Schlackeneinlagerung. Schlemmereien gleichen Sie am besten sofort aus. Mit der Erinnerung an fleischliche Genüsse oder Alkoholkonsum lässt sich am nächsten Tag gut Enthaltsamkeit üben und der Verdauungstrakt ist auch noch mit den Resten beschäftigt. Regelmäßig durchgehalten wirkt ein Fastentag pro Woche effektiver als eine Fastenwoche im Jahr, weil er Übergewicht kontinuierlich vorbeugt.

Tipp
Planen Sie Fastentage nie mit einem Lebensmittel solo – also keinen Reis- oder Sauerkrauttag –, denn eine solche Ernährung ist eintönig und demotivierend.

Gemäßigt wird mit Obst der Saison gefastet. Reduzieren Sie dabei die Fastenkost jedoch nicht auf eine Sorte, sondern essen

Sie zum Frühstück und Mittagessen Beeren mit Anis, Muskat beziehungsweise Pfeffer gewürzt oder Aprikosen, Nektarinen, Äpfel, Birnen kurz gedünstet und pikant abgeschmeckt. Das Fastenfrühstück kann auch aus frisch zubereitetem, erwärmtem Saft von Trauben, Birnen oder Äpfeln bestehen. Wer auf eine warme Mittagsmahlzeit nicht verzichten will, bereitet eine dünnflüssige Suppe zu: 50 g Reis oder Hülsenfrüchte mit einer geriebenen Karotte in 400 ml Gemüsebouillon weich kochen. Um 18 Uhr dünsten Sie 200 bis 300 g Blattgemüse zusammen mit scharfen Gewürzen.

Wer sein Gewicht gut halten kann, braucht nur einen Ausgleichstag ohne Frühstück und Abendessen. In der verdauungsstarken Zeit zwischen 10 und 14 Uhr gibt es eine gekochte Mahlzeit aus herbem und bitterem Gemüse, scharf gewürzt, doch ohne Salz.

Trinken Sie an Fastentagen nur Warmes wie grünen Tee, Mate, Kräutertee oder Gewürzabkochungen, aber möglichst keinen schwarzen Tee, Früchtetee, Kaffee, süße Limonaden oder Alkohol. Streng Fastende trinken ausschließlich heißes Wasser mit etwas frisch gepresstem Zitronen- oder Orangensaft. Der Fastentag wird zum Tag der inneren Einkehr und Ruhe. Am Morgen reinigt ein Einlauf und schwemmt Giftstoffe aus dem Darm. Am Nachmittag befreit eine Meditation oder ein Spaziergang in der Natur vom täglichen Gedankenmüll.

Fasten ist auch empfohlen bei leichten Erkrankungen, Erkältung und Fieber. Verdauungsbeschwerden – ob Durchfall oder Verstopfung – vergehen am schnellsten mit Fasten. Trinken Sie beim Fasten mindestens drei Liter warmes, am besten heißes Wasser pro Tag. Abkochungen von Gelbwurz, Ingwer, Lorbeer und Wacholderbeeren entschlacken. Chronisch Kranke sollten einen Tag pro Woche in Absprache mit dem Hausarzt fasten.

Anhang

Lebensmittel zum Abnehmen und Gewicht halten

Alle hier aufgelisteten Nahrungsmittel, Gewürze, Kräuter und Getränke sind bestens geeignet, Kapha abzubauen und dadurch auch Gewicht zu reduzieren und dauerhaft zu halten. Die nicht aufgelisteten Lebensmittel, die möglicherweise als kalorienarm bekannt sind wie Tomaten oder Melonen wurden nicht vergessen, sondern sind nach Ayurveda für Kapha gestrichen.

Wenn nichts anderes vermerkt ist, können die Lebensmittel täglich konsumiert werden. Bitte berücksichtigen Sie die Empfehlungen, zu welchen Tageszeiten manche Gemüse, Früchte, Milchprodukte, Fleisch und Fisch nur verzehrt werden dürfen.

* **zwei- bis dreimal pro Woche erlaubt**
** **einmal pro Woche erlaubt**

Gemüse

Alle unter der Erde gewachsenen Gemüse nur gekocht, gedünstet oder blanchiert; Rohes nur mittags.

Artischocken, Auberginen**, Austernpilze, frische Bambussprossen, Bittergurke, alle Blattgemüse, Blumenkohl, grüne Bohnen, Brokkoli, Champignons, Chicorée, Chinakohl, Egerlinge (Steinchampignons), frische Erbsen, Fenchel mit Grün, Frühlingszwiebeln*, Grünkohl, Gurken**, Karotten* mit Kraut, Kartoffeln**, Knoblauch, Knollensellerie**, Kohlrabi*, alle Kohlsorten, Kürbis*, Lauch, Mais*, Mangold, Okra**, Pak Soi (asiatischer Blattkohl), rote, gelbe und grüne Paprikaschoten, Pastinaken**, Peperoni, Pfefferschoten, Pilze* (Waldpilze und Zuchtexemplare; alle Pilze nur mittags), Pfifferlinge, Prinzessbohnen, Radicchio, Rosenkohl, Rote Bete* mit Blättern (rote Rübe), Rotkohl, weiße Rüben**, Schalotten*, Schwarzwurzeln**, Senfkohl, Shii-Take-Pilze, weißer* und grüner Spargel, Spinat, Spitzkohl, Stangenbohnen, Staudensellerie (Bleichsellerie), Steckrüben**, Steinpilze, Süßkartoffeln**, getrocknete Tomaten, Tomatenpaprika, Topinambur**, gelbe Wachsbohnen, Weißkohl, Wirsing, Zucchini*, Zwiebeln*.

Hülsenfrüchte (Dhal)

Kleine Mengen: maximal 100 g pro Portion.

Weiße, rote und schwarze Bohnen*, Erbsen*, Kichererbsen*, Kidney Bohnen*, Limabohnen*, rote und braune Linsen*, gelbe und grüne Mungbohnen*, Saubohnen*, Sojabohnen*, Sojamilch* (Milch nicht als Getränk, sondern als kleine Mahlzeit), Tofu*.

Salat

Alles Rohe nur in kleinen Portionen mittags, im Menü als Vorspeise.

Batavia, Brennnessel, Brunnenkresse, Chicorée, Eichblattsalat, Eisbergsalat, Endivien, Feldsalat (Rapunzel), Frisée, Frühlingszwiebeln*, Gartenkresse, Kopfsalat, frische Kräuter, Kresse, Lollo Rosso, Löwenzahn, Pilze (nur mittags), Portulak, Radicchio, Radieschen, Rettich, Römersalat, Rucola (Rauke), Sauerampfer, Sprossen, Zwiebeln*.

Obst

Alle Früchte nur bis Mittag, im Menü als Vorspeise, nie als Dessert.

Äpfel (vor allem Boskop, Jonagold, Gloster, Cox Orange), Ananas*, Aprikosen*, Birnen, Blaubeeren (Heidelbeeren), Brombeeren, Clementinen, Erdbeeren, Granatäpfel, Grapefruit, Hagebutten (gekocht oder getrocknet aufgebrüht), Himbeeren, Holunderbeeren, Johannisbeeren (schwarz, rot, weiß)*, Kirschen (süß und sauer)*, Kiwi*, Limonen, Mandarinen, Mirabellen, Nektarinen*, Orangen, Passionsfrüchte, Pfirsiche**, Pflaumen**, Preiselbeeren, Quitten, Reineclauden, Rhabarber*, Stachelbeeren, Weintrauben**, Zitronen, Zwetschgen**.

TROCKENOBST*

Kleine Mengen: 50 g, nicht täglich. Nur ungeschwefelt getrocknete Früchte.

Äpfel, Aprikosen, Birnen, Dörrpflaumen, Rosinen.

Getreide und Getreideprodukte

Amarant, Buchweizen, Buchweizengrütze, Dinkel, Gerste, Gerstengrütze, Grünkern, Hafer*, Haferkleie*, Hirse, Maisgries** (Polenta), Roggen, Roggenkleie, geschälter Basmatireis*, roter Reis*, wilder Reis*. Kleine Mengen: 50 g ungekocht.

Brot*: Dinkelbrot, ungesüßter Dinkel, Zwieback, Grahambrot, Pumpernickel, Roggenbrot, Roggen-Knäckebrot, Roggentoast, Schwarzbrot, Sojabrot – kein Vollkornbrot, Vollkorn Zwieback oder Vollkorn Knäckebrot mit Weizenanteil. Kleine Mengen: 1 bis 2 Scheiben.

Nudeln*: Dinkel-, Gersten-, Grünkern-, Hirse-, Soja- oder Roggennudeln. Vorsicht: Vollkornnudeln sind aus Hartweizen hergestellt! Kleine Mengen: 50 g getrocknet.

Müsliflocken*: Amarant, Buchweizen, Dinkel, Gerste, Grünkern, Hafer, Roggen mit Kleie, Kürbis- oder Sonnenblumenkerne und ungeschwefelte Trockenfrüchte. Maisflocken ohne Zucker – keine Cornflakes. Kleine Mengen: 3 bis 5 geh. EL.

Milchprodukte

Milch und alle gesäuerten Milchprodukte nur bis Mittag. Nicht hitzebehandelt, keine angemachten Milchprodukte mit Konservierungsstoffen. Nie in Kombination mit Früchten.

Butter*, Buttermilch*, Dickmilch*, magerer Frischkäse*, Ghee*, Hüttenkäse* (Cottage Cheese), Joghurt* mit lebenden Bioghurt-Kulturen (ohne Früchte), mit Wasser verdünnter Joghurt (Lassi), Kefir*, Magerquark, Milch*, Molke, Büffel-Mozzarella*, Quark (20 % Fett i. Tr.), Rohmilch, Schafmilch-Joghurt, Schafskäse*, Sojamilch, frischer Ziegenkäse* (unter 30 % Fett i. Tr.), Ziegenmilch, Ziegenmilch-Joghurt.

Fleisch

Mageres Fleisch in kleinen Portionen (150 g) zweimal pro Woche, nur mittags. Keine Knochen auskochen.

Huhn*, Kaninchen*, Lamm*, Poularde*, weißes Putenfleisch*, Schaf* (kein Hammel), weißes Truthahnfleisch*, Wild** (kein Wildschwein), junge Ziege*.

Fisch

Heller, magerer Fisch in kleinen Portionen (150 g) zweimal pro Woche, nur mittags. Keine Gräten auskochen.

Meeresfisch*: Brasse, Dorsch, Goldbarsch, Heilbutt, Kabeljau, Katfisch, Lotte (Seeteufel), Petersfisch, Renken (Felchen), Scholle, Seehecht, Seelachs, Seeteufel, Steinbutt, Wolfsbarsch.

Süßwasserfische*: Flussbarsch, Forelle, Hecht, Steinbeißer, Zander.

Fette

Fette und Öle nur in kleinsten Mengen: 1 bis 2 TL täglich.

Gesättigte Fettsäuren: Butter, Ghee, Ziegenbutter.

Einfach ungesättigte Fettsäuren: Olivenöl, auch Geflügel.

Mehrfach ungesättigte Fettsäuren: Distelöl, Maiskeimöl, Sojaöl, Sonnenblumenöl, auch Sonnenblumenkerne, Pistazien, Meeresfisch.

Süßmittel

Nicht täglich, in kleinsten Mengen: 1 TL beziehungsweise 50 g Trockenobst.

Apfel- und Birnendicksaft*, kaltgeschleuderter Honig, brauner Kandis**, Kokosflocken, brauner Rohrzucker**, Rosinen, Sesam, Trockenfrüchte.

Kräuter

Frisch oder getrocknet: Bärlauch (wilder Knoblauch), asiatisches und italienisches Basilikum, Beifuß, Beinwell, Bohnenkraut, Borretsch, Brennnesselblätter, Dill, Estragon, Kerbel, Knoblauchschnittlauch, Koriandergrün, Kresse, Lavendelblüten, Liebstöckel, Majoran, Oregano, Petersilie, rote und grüne Pfefferminze, Pimpinelle, Rosmarin, Salbei, Schnittlauch, Thymian, Verbene, Wegwarte, Ysop-Kraut, Zitronenbasilikum, Zitronenmelisse.

Das Grün und die Blätter aller erlaubten Gemüsesorten.

Gewürze

Alle Gewürze, besonders die scharfen. Salz nur in kleinsten Mengen: Steinsalz, Meersalz, Gemüsesalz (½ bis 1 g täglich).

Anis, Cayennepfeffer, Chili, getrocknete oder frische Curryblätter (asiatische Lebensmittelgeschäfte), Fenchelsamen, Galgant, Gelbwurz (Kurkuma), getrockneter und gemahlener Ingwer, frische Ingwerwurzel, Kalmus, Kardamom, Knoblauch, Koriandersamen, Kreuzkümmel, Kümmel, Lorbeer, Meerrettich, Muskat, Muskatblüte, Nelken, Paprikapulver, schwarzer, grüner und roter Pfeffer, langer Pfeffer (Piper longum), Piment, Safran, Schwarzkümmel, Selleriesamen, helle und dunkle Senfkörner, ungesalzene Sojasauce, Sternanis, Tamarinde*, Vanille*, Wacholderbeeren, Zimt, Zitronenblätter, Zitronengras.

Nüsse und Samen

Keine Nüsse oder Leinsamen beim Abnehmen. Körner und Samen in kleinen Mengen: maximal 1 geh. EL pro Tag

Kokosflocken, Kürbiskerne, Mandelblättchen, Mohn, Pinienkerne, Pistazien, Sesam, Sonnenblumenkerne.

Getränke

Maximal 2,5 l täglich, inklusive Suppen. Keine kohlensäurehaltigen Getränke, keine Eiswürfel, nichts Kaltes.

Kaffee*, Getreidekaffee (Zichorie); scharfe Gewürzabkochungen; Kräutertees, schwarzer Tee*, grüner Tee, eventuell mit getrockneten Blüten gemischt, Mate, Rooibusch, Tee aus den Blättern beziehungsweise Blüten von Birke, Brennnessel, Brombeere, Erdbeere, getrocknete Hagebutten*, Hibiskus*, Himbeere, Holunder, Jasmin, Johanniskraut, Kamille, Pfefferminze (getrocknete Blüten und Blätter lose in Apotheken, Reformhäusern, Teegeschäften).

Versandhäuser

Die erwähnten ayurvedischen Gewürzmischungen, Heilkräuterzubereitungen und Öle erhalten Sie in gut sortierten Apotheken oder den folgenden Versandhäusern:

Ayurvedische Produktlieferanten
www.amla.de
www.arogyam.de
www.awakening-ayurveda.de
www.ayurveda-portal.de
www.ayurweda-produkte.de
www.ayurveda-shop-koeln.de
www.indu-versand.de
www.the-ayurveda-shop.de
www.traditionelles-ayurveda.de

Verband Europäischer Ayurveda Therapeuten
Hofstraße 53
CH-8032 Zürich
Tel. 0041 1 2607072
Fax 0041 1 2607071
www.ayurveda-akademie.org